Anorexia nervosa

Praxis der psychodynamischen Psychotherapie – analytische und tiefenpsychologisch fundierte Psychotherapie

Band 5

Anorexia nervosa

von PD Dr. Hans-Christoph Friederich, Prof. Dr. Wolfgang Herzog, PD Dr. Beate Wild, Prof. Dr. Stephan Zipfel und Prof. Dr. Henning Schauenburg

---

Herausgeber der Reihe:

Prof. Dr. Manfred Beutel, Prof. Dr. Stephan Doering, Prof. Dr. Falk Leichsenring und Prof. Dr. Günter Reich

Anorexia nervosa

Fokale psychodynamische Psychotherapie

von Hans-Christoph Friederich, Wolfgang Herzog,
Beate Wild, Stephan Zipfel und Henning Schauenburg

unter Mitarbeit von Sandra Schild und Miriam Komo-Lang

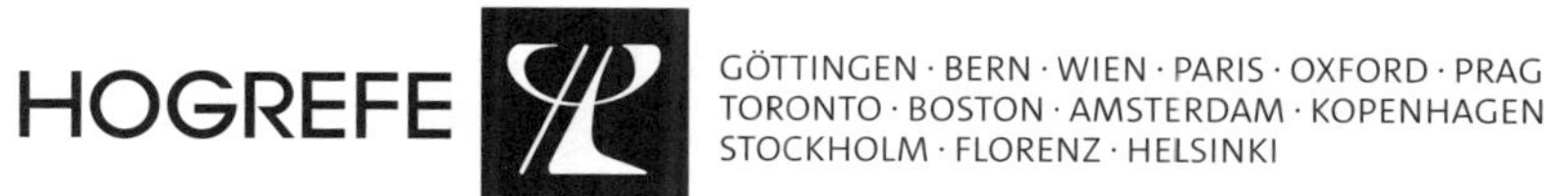

Die Entwicklung des Manuals erfolgte im Rahmen der multizentrischen Psychotherapievergleichsstudie „ANTOP“, die durch das Bundesministerium für Bildung und Forschung gefördert wurde.

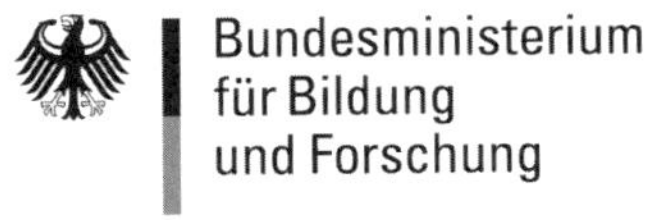

Bibliografische Information der Deutschen Nationalbibliothek
Die Deutsche Nationalbibliothek verzeichnet diese Publikation in der Deutschen Nationalbibliografie; detaillierte bibliografische Daten sind im Internet über http://dnb.dnb.de abrufbar.

Göttingen · Bern · Wien · Paris · Oxford · Prag · Toronto · Boston
Amsterdam · Kopenhagen · Stockholm · Florenz · Helsinki
Merkelstraße 3, 37085 Göttingen

http://www.hogrefe.de
Aktuelle Informationen · Weitere Titel zum Thema · Ergänzende Materialien

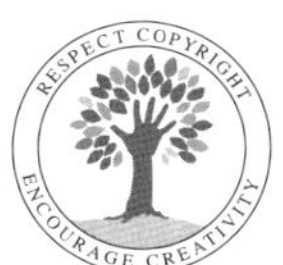

Satz: ARThür Grafik-Design & Kunst, Weimar
Druck: Media-Print Informationstechnologie GmbH, Paderborn
Printed in Germany
Auf säurefreiem Papier gedruckt

ISBN 978-3-8017-2582-2

Inhaltsverzeichnis

Vorwort

Die Magersucht löst im Gegenüber wie keine andere Erkrankung Reaktionen von „mitfühlender Identifizierung mit den Betroffenen, über Neugierde und Verwunderung bis zur Bewunderung“ aus (Habermas, 1994, S. 14).

Das restriktive Essverhalten und das damit selbst herbeigeführte massive Untergewicht stellen das augenscheinliche Kernmerkmal der Magersucht dar. Aus psychodynamischer Sicht hat der Triumph über das mächtige Gefühl „Hunger“ und der Verzicht auf andere elementare Bedürfnisse für die Patientin[1] eine wichtige Funktion in der Stabilisierung des fragilen Selbst-, Identitäts- und Autonomiegefühls. Damit verbunden sind Gefühle der Einzigartigkeit und des Besondersseins. Die selbstdestruktiven Folgen der forcierten Unabhängigkeitsbestrebungen sind eine zunehmende Unterernährung bis hin zum Tod sowie eine soziale Isolierung mit einem Verlust an positiven zwischenmenschlichen Kontakten. Dies ist seinerseits verunsichernd und hat eine weitere Intensivierung der anorektischen Symptomatik zur Folge. Die Wahl des Symptoms „restriktives Essverhalten“ wird sowohl von konstitutionellen (genetischen, epigenetischen, endokrinologischen etc.) Faktoren als auch von soziokulturellen Aspekten beeinflusst.

Die Behandlung der Magersucht gilt als herausfordernd. Verantwortlich hierfür ist zunächst die ausgeprägte Schwierigkeit, die Patientin überhaupt für eine Therapie zu gewinnen bzw. mit ihr ein vorgegebenes Therapiesetting aufrecht zu erhalten. Dies hängt mit der starken Bindung der Patientin an ihre Symptomatik (bei oft partieller Krankheitsverleugnung), deren ausgeprägtem Vermeidungscharakter, ihrem Autonomiebedürfnis und der starken subjektiven Gratifikation der Symptomatik zusammen. Deshalb ist tatsächlich das Grundziel jeder Anorexie-Behandlung zunächst die Gewinnung der Patientin für die Therapie bzw. den therapeutischen Prozess. Für den Behandlungserfolg ist dabei ein möglichst frühzeitiger Behandlungsbeginn von essenzieller Bedeutung. Nicht zuletzt, da chronisches Untergewicht und die damit vergesellschafteten psychophysiologischen Anpassungsprozesse zu einer zusätzlichen Verfestigung der Symptomatik führen.

1 Aus Gründen der besseren Lesbarkeit wird auf die gleichzeitige Verwendung männlicher und weiblicher Sprachformen verzichtet. Sämtliche Personenbezeichnungen gelten gleichwohl für beiderlei Geschlecht. Aufgrund des häufigeren Auftretens der Magersucht bei Frauen wurde für Anorexie-Patientinnen durchgehend die weibliche Sprachform verwendet.

Nach der deutschen S3-Leitlinie zur Diagnostik und Therapie von Essstörungen (Deutsche Gesellschaft für Psychosomatische Medizin und Psychotherapie & Deutsches Kollegium für Psychosomatische Medizin, 2010) soll körperlich stabilen Patientinnen (Body-Mass-Index mindestens 15 kg/m²) ohne schwerwiegende somatische oder psychische Komorbidität primär eine ambulante psychotherapeutische Behandlung angeboten werden. Mit der systematischen Untersuchung der Wirksamkeit entsprechender ambulanter Psychotherapie wurde jedoch erst in den letzten Jahren intensiver begonnen, sodass die Therapieleitlinie für Essstörungen mit dem Stand vom Dezember 2010 noch zum Ergebnis kommt, dass keine hinreichend effektive, evidenzbasierte Behandlungsform für Erwachsene mit Anorexia nervosa vorliegt. Im Rahmen der Förderung von Psychotherapieverbünden durch das Bundesministerium für Bildung und Forschung (BMBF) im Zeitraum von 2006 bis 2013 war es möglich, die Wirksamkeit ambulanter psychodynamischer Psychotherapie zur Behandlung der Magersucht zu prüfen. Im Rahmen einer großangelegten, multizentrischen, randomisiert-kontrollierten Studie (*A*norexia *N*ervosa *T*reatment of *O*ut*p*atients, ANTOP) konnte nachgewiesen werden, dass ein manualisiertes und spezifisch auf das Erkrankungsbild angepasstes psychodynamisches Vorgehen der bisher üblichen Behandlung zum Zeitpunkt der 1-Jahres-Katamnese überlegen war (vgl. auch Kapitel 5.2). In diesem Band der Reihe „Praxis der psychodynamischen Psychotherapie" soll deshalb das im Rahmen der Studie erarbeitete Manual für die fokale psychodynamische Behandlung der Anorexia nervosa vorgestellt werden. Wir danken den Herausgebern der Reihe für die Möglichkeit, mit diesem Band zu einer Verbesserung der ambulanten Psychotherapie der Magersucht beizutragen.

Das Erkrankungsbild der Magersucht ist durch zahlreiche Paradoxien gekennzeichnet: Autonomieideal und Geborgenheitswünsche, Selbstunsicherheit und „splendid isolation", Horten von Nahrungsmitteln und Hunger leiden. Nicht zuletzt diese Aporien machen die Faszination, aber auch die Herausforderung des Krankheitsbildes aus. Das Ziel unseres Manuals ist es, ein tieferes Verständnis von der widersprüchlichen Erlebniswelt anorektischer Patientinnen zu vermitteln. Gleichzeitig werden Empfehlungen für störungsspezifische Adaptation psychodynamischer Interventionen sowie für eine therapeutische Haltung gegeben, die das Ziel haben, das therapeutische Verhaltensrepertoire sowie die Kompetenzen für die Behandlung von Anorexie-Patientinnen zu erweitern.

Bei der Erarbeitung dieses Manuals haben uns viele Patientinnen und ihre Familien sowie auch viele Kolleginnen und Kollegen geholfen, denen wir an dieser Stelle herzlich danken möchten. Besonders erwähnt seien C. Growther, I. Eisler und U. Schmidt aus der Maudsley-Gruppe (Institute of Psychiatry, Kings-College London, U. K.), die Mitglieder der Arbeitsgruppe Anorexie, die die deutschen Leitlinien für Essstörungen (Leitung: St. Herpertz) bzw. Magersucht-Patientinnen (Leitung: A. Zeeck) erstellen, die Therapeutinnen und Therapeuten der ANTOP-Studie, die beim Workshop wertvolle Anregungen zum Manual gegeben haben, sowie H. Kächele, A. Sandholz und T. Grande, die wichtige Erfahrungen aus Supervisionen psychodynamischer Therapien von Patientinnen mit Magersucht beitrugen.

Heidelberg und Tübingen,

April 2014

Hans-Christoph Friederich
Wolfgang Herzog
Beate Wild
Stephan Zipfel
Henning Schauenburg

1 Beschreibung der Störung

1.1 Bezeichnung

Die Fallberichte des Franzosen E.-C. Lasegue („Anorexia hysterica“) und des Engländers W. Gull (Anorexia nervosa), die um 1870 veröffentlicht wurden, gelten als Erstbeschreibungen der Magersucht. Beide Autoren betonten die psychische Verursachung der Magersucht und die fehlende Krankheitseinsicht der Betroffenen. Die Magersucht ist damit die Erste als eigenständige Entität beschriebene Essstörung. Übertriebenes Fasten aus religiösen Motiven allerdings ist sehr viel länger bekannt, mit Fallbeschreibungen von asketischen Fastenheiligen, die bis ins 12. Jahrhundert zurückreichen.

Das Erkrankungsbild der Magersucht wurde erstmals um 1870 beschrieben

Die heutige Bezeichnung der Anorexia nervosa („nervös bedingte Appetitlosigkeit“) ist irreführend, da es den Betroffenen nicht an Appetit fehlt. Im Gegenteil, Patientinnen mit einer Anorexia nervosa vom Binge-Purging-Typ zeigen ähnlich wie Bulimie-Patientinnen wiederholt auftretende Essanfälle. Im Vordergrund steht vielmehr die Angst vor der Gewichtszunahme und den damit einhergehenden Veränderungen. Die Gewichtsphobie als zentrales Motiv für das Fasten und als bedeutendes differenzialdiagnostisches Kriterium wurde vor allem durch die deutsch-amerikanische Psychoanalytikerin Hilde Bruch betont. In ihrem populären Buch „Der Goldene Käfig – das Rätsel der Magersucht“ (Bruch, 1980) hat sie auf entscheidende Weise das Bewusstsein und das Verständnis für die Erkrankung nicht nur bei Ärzten und Therapeuten, sondern auch in der Bevölkerung geprägt und geschärft.

1.2 Definition

Die diagnostischen Kriterien nach der Internationalen Klassifikation psychischer Störungen (ICD-10) der Weltgesundheitsorganisation (WHO/Dilling et al., 2000) und des Diagnostischen und Statistischen Manuals (DSM-5) der Amerikanischen Psychiatrischen Gesellschaft (American Psychiatric Association, 2013) zeigen für das Erkrankungsbild der Anorexia nervosa bis auf wenige Ausnahmen eine weitestgehende Übereinstimmung (vgl. Tab. 1). Im Mai 2013 ist die 5. Revision des DSM auf Englisch erschienen. Da die offizielle deutsche Übersetzung des DSM-5 zum Zeitpunkt der Drucklegung noch nicht vorlag, sind die diagnostischen Kriterien gemäß dieser Klassifikation in Tabelle 1 in Englisch aufgeführt.

Tabelle 1: Diagnostische Kriterien für Anorexia nervosa nach ICD-10 (WHO/Dilling et al.; 2000) und DSM-5 (Abdruck erfolgt mit Genehmigung aus *Diagnostic and Statistical Manual of Mental Disorders, Fifth Edition.* © 2013. American Psychiatric Association. Alle Rechte vorbehalten.)

ICD-10 (F50.0)	DSM-5
1. Tatsächliches Körpergewicht mindestens 15% unter dem erwarteten (entweder durch Gewichtsverlust oder nie erreichtes Gewicht) oder Body-Mass-Index von 17,5 kg/m² oder weniger.	A. Restriction of energy intake relative to requirements, leading to a significantly low body weight in the context of age, sex, developmental trajectory, and physical health. *Significantly low weight* is defined as a weight that is less than minimally normal, or, for children and adolescents, less than that minimally expected.
2. Der Gewichtsverlust ist selbst herbeigeführt durch: a. Vermeiden von hochkalorischen Speisen; sowie eine oder mehrere der folgenden Verhaltensweisen: b. selbst induziertes Erbrechen; c. selbst induziertes Abführen; d. übertriebene körperliche Aktivitäten; e. Gebrauch von Appetitzüglern oder Diuretika.	B. Intense fear of gaining weight or becoming fat, or persistent behavior that interferes with weight gain, even though at a significantly low weight.
3. Körperschema-Störung in Form einer spezifischen psychischen Störung: die Angst, zu dick zu werden, besteht als eine tief verwurzelte überwertige Idee.	C. Disturbance in the way in which one's body weight or shape is experienced, undue influence of body weight or shape on self-evaluation, or persistent lack of recognition of the seriousness of the current low body weight.
4. Eine endokrine Störung auf der Hypothalamus-Hypophysen-Gonaden-Achse. Sie manifestiert sich bei Frauen als Amenorrhoe und bei Männern als Libido- und Potenzverlust.	
5. Bei Beginn der Erkrankung in der Pubertät ist die Abfolge der pubertären Entwicklungsschritte verzögert.	
Subtypen – Differenzialdiagnose: *F50.00:* Anorexie ohne aktive Maßnahmen zur Gewichtsabnahme (Erbrechen, Abführen etc.) *F50.01:* Anorexie mit aktiven Maßnahmen zur Gewichtsabnahme (Erbrechen, Abführen etc. u. U. in Verbindung mit Heißhungerattacken).	*Specify whether:* *Restricting type:* During the last 3 months, the individual has not engaged in recurrent episodes of binge eating or purging behavior (i. e., self-induced vomiting or the misuse of laxatives, diuretics, or enemas). *Binge-eating/purging type:* During the last 3 months, the individual has engaged in recurrent episodes of binge eating or purging behavior (i. e., self-induced vomiting or the misuse of laxatives, diuretics, or enemas).

Beide Klassifikationssysteme definieren als Kernmerkmale der Erkrankung das Untergewicht, die Körperschemastörung und die Gewichtsphobie. Ferner wird in beiden Klassifikationssystemen zwischen zwei Subgruppen von Anorexie-Patientinnen unterschieden. Patientinnen mit der asketischen Form zeigen durchgängig ein extrem restriktives Essverhalten, während Patientinnen vom Binge-Purging-Typus zusätzlich Essanfälle aufweisen und aktive Maßnahmen zur Gewichtsreduktion wie Erbrechen und/oder Missbrauch von Laxanzien und Diuretika einsetzen. Die Validität dieser Subtypen ist nicht gesichert, da Betroffene häufiger Übergänge zwischen den beiden Subtypen zeigen. Vor allem in den ersten 3 Jahren nach Ausbruch der Erkrankung lässt sich häufig ein Übergang der restriktiven Form in die Binge-Purging-Form beobachten. Entsprechend wurde in der aktuellen 5. Revision des DSM ein Zeitfenster von 3 Monaten festgelegt, d.h. der Subtyp wird bestimmt basierend auf der vorherrschenden Symptomatik in den letzten 3 Monaten vor Diagnosestellung.

Diagnostische Kernmerkmale: Untergewicht, Körperschemastörung, Gewichtsphobie

Die Validität der restriktiven und der Binge-Purging-Form ist nicht gesichert, da häufig Übergänge zwischen den beiden Formen auftreten

Die ICD-10 definiert das Gewichtskriterium über den Body-Mass-Index (BMI) von ≤ 17,5 kg/m², was international für erwachsene Anorexie-Patientinnen eine breitere Anwendung gefunden hat. Der BMI ≤ 17,5 kg/m² sollte jedoch nicht für Kinder- und Jugendliche angewendet werden. Zur besseren Adjustierung des Gewichtes an Entwicklungsphasen wird empfohlen, bei Kindern und Jugendlichen mit Altersperzentilen-Kurven zu arbeiten. Als Gewichtskriterium für eine Magersucht im Kindes- und Jugendalter wird eine Unterschreitung der 10. Altersperzentile vorgeschlagen (Hebebrand et al. 2004). In der 5. Revision des DSM wurde das Gewichtskriterium der 4. Revision („< 85 % des zu erwartenden Gewichts"; vgl. Saß et al., 2003) abgeschafft und durch die Umschreibung „a weight less than minimally normal" ersetzt (American Psychiatric Association, 2013).

In der ICD-10 wird das Gewichtskriterium mit einem BMI ≤ 17,5 kg/m² angegeben. Im DSM-5 wurde das Gewichtskriterium gelockert und nicht präzise definiert.

Die ICD-10 umfasst als weiteres Klassifikationskriterium der Magersucht endokrine Störungen bei Frauen (Amenorrhoe) und bei Männern (Libido- und Potenzverlust). Das Kriterium der Amenorrhoe ist in der klinischen Praxis häufig nicht zu beurteilen, da es unter der Einnahme von Kontrazeptiva, bei Jugendlichen vor Eintritt der Menarche und bei postmenopausalen Frauen nicht verwendbar ist. Im DSM-5 wurde daher entschieden, komplett auf dieses Kriterium zu verzichten. Dennoch sei an dieser Stelle darauf hingewiesen, dass Anorexie-Erkrankte mit Amenorrhoe eine niedrigere Knochendichte und ein höheres Osteoporose-Risiko aufweisen als Betroffene mit regelmäßiger Menstruation.

Ferner wurde in der 5. Überarbeitung des DSM die Formulierung aus dem DSM-IV-TR verändert, die eine bewusste „Verweigerung" (vgl. Tab. 1; vgl. auch Saß et al., 2003) der Aufrechterhaltung eines minimalen Gewichts durch die Betroffenen suggeriert hat. Diese Formulierung ist weder geeignet für die Erfassung von Patientinnen, die sich im Stadium der Krankheitsverleugnung befinden, noch angemessen für Betroffene, die motiviert sind und denen es trotz intensiver Bemühungen nicht gelingt, Gewicht zuzunehmen. In Abhängigkeit vom Ausmaß und von der Dauer des Untergewichtes kommt es zu einer dysfunktionalen Interaktion physiologischer und psychologischer Prozesse, die maßgeblich zur Aufrechterhaltung der Erkrankung beiträgt und eine Gewichtszunahme erschwert. Entsprechend wurde im DSM-5 auf das Verhalten der restriktiven Energiezufuhr fokussiert ohne einen willentlichen, bewussten Prozess zu suggerieren. Des Weiteren berichtet ein signifikanter Anteil der Betroffenen, keine Angst vor einer Gewichtszunahme zu haben. Im DSM-5 wurde daher das Gewichtsphobie-Kriterium erweitert, sodass unabhängig von affektiven Beweggründen Verhaltensweisen zur Stabilisierung des Untergewichtes für die Erfüllung des Kriteriums ausreichen.

1.3 Epidemiologische und soziodemografische Daten

Die Anorexie ist ein Krankheitsbild mit einer Prävalenz von 0,9 % bei Frauen und 0,3 % bei Männern (Smink et al., 2012). Bei schwerer erkrankten und in Behandlung befindlichen Anorexie-Patientinnen scheint sich das Geschlechterverhältnis jedoch mit ca. 10 Frauen auf 1 Mann deutlich zugunsten der Frauen zu verschieben. Inwieweit es über die Jahre durch soziokulturelle Einflüsse (z. B. „Schlankheitswahn“) zu einem Anstieg der Prävalenz der Magersucht gekommen ist, wird unter Experten kontrovers diskutiert. Neuere Untersuchungen basierend auf dem DSM-IV weisen überwiegend auf eine über die Zeit stabile Prävalenzrate für Magersucht hin (Currin et al., 2005). Ferner ist die Magersucht keine Erkrankung, die ausschließlich in westlichen und östlichen Industrienationen vorkommt, sondern sie findet sich auch in Dritt- und Entwicklungsländern (Eddy et al., 2007).

Der Erkrankungsbeginn liegt typischerweise zwischen dem 11. und 25. Lebensjahr

Die Erkrankung beginnt charakteristischerweise in der Pubertät, meist im Alter zwischen 11 und 25 Jahren (Hudson et al., 2007). Die Magersucht weist damit eine sehr viel geringere Streuung im Hinblick auf das Alter bei Erkrankungsbeginn auf im Vergleich zu den beiden anderen Essstörungsentitäten (Bulimia nervosa, Binge Eating Störung), die regelmäßig auch nach dem 25. Lebensjahr beginnen können.

1.4 Prädisponierende Faktoren

Weibliches Geschlecht und ein Lebensalter zwischen 11 und 25 Jahren gelten als die bedeutendsten Risikofaktoren für das Auftreten einer Magersucht (Jacobi et al., 2004). Freizeit- und Spitzensportlerinnen in den ästhetisch geprägten Sportarten wie Gymnastik, Ballett und Tanz sowie in den Ausdauersportarten und den Sportarten mit Gewichtseinschränkungen (z. B. Boxen, Ringen) werden basierend auf Querschnittserhebungen als Risikogruppen für die Entwicklung einer Anorexia nervosa angesehen. Prospektive Verlaufsuntersuchungen zeigen, dass junge Frauen, die unzufrieden mit dem eigenen Körper sind und ein vermehrtes Schlankheitsstreben zeigen, ein erhöhtes Risiko für die Entwicklung eines gestörten Essverhaltens aufweisen (Ghaderi & Scott, 2001; The McKnight Investigators, 2003). Der Nachweis, dass auch das Risiko für das Vollbild der Anorexia nervosa zunimmt, konnte bisher in prospektiven Untersuchungen nicht erbracht werden.

Prämorbide Persönlichkeitsstruktur: ängstlich-vermeidende und anankastische Persönlichkeitsstruktur; Neurotizismus

Die Persönlichkeitsstruktur betreffend zeigte sich in longitudinalen Untersuchungen, dass eine prämorbide Persönlichkeitsstruktur mit Affektlabilität und Überwiegen negativer Affekte (Neurotizismus) sowie niedriges Selbstwertgefühl ein Risiko für die Entwicklung einer Anorexia nervosa darstellt (Cervera et al., 2003; Bulik et al., 2006). In retrospektiven Erhebungen war prämorbid gehäuft eine ängstlich-vermeidende sowie anankastische Persönlichkeitsstruktur bei Anorexie-Patientinnen zu beobachten (Lilenfeld et al., 2006; Cassin & von Ranson, 2005).

Ferner konnte nachgewiesen werden, dass Frühgeburt und perinatale Komplikationen das Risiko für die Entwicklung einer Anorexie erhöhen (Cnattingius et al., 1999; Favaro et al., 2006). Die biologischen Mechanismen für diesen Zusammenhang sind bisher unklar. Des Weiteren sind ein gestörtes Essverhalten (z. B. Fütterstörung) sowie vermehrte gastrointestinale Probleme im Säuglings- und Kleinkindalter mit einem erhöhten Risiko für die Entwicklung einer Magersucht vergesellschaftet (Kotler et al., 2001).

1.5 Verlauf und Prognose

Die Magersucht weist eine hohe Chronifizierungsneigung auf und der Verlauf der Erkrankung erstreckt sich im Mittel über 6 Jahre (Herzog et al., 1997). Die vorliegenden Daten zu Verlauf und Prognose beschränken sich fast ausschließlich auf Populationen, die eine Behandlung aufgesucht haben. Es liegen leider keine zuverlässigen Daten vor, die eine Aussage zum Spontanverlauf der Anorexia nervosa erlauben. Bevölkerungsbasierte Erhebungen weisen darauf hin, dass ca. 50 % der Anorexie-Erkrankten durch das Gesundheitssystem nicht erfasst werden. Unter diesen leichteren, vom Gesundheitssystem nicht erfassten Fällen, wurde eine Spontanremission nach 5 Jahren in 67 % der Fälle beobachtet (Keski-Rahkonen et al., 2007). In klinischen Stichproben zeigte sich, dass 50 % der Patientinnen eine vollständige Heilungsrate erreichen, 30 % weiterhin eine Restsymptomatik zeigen und ungefähr 20 % der Patientinnen eine chronische Form der Anorexie mit schwersten somatischen und psychischen Komplikationen entwickeln (Löwe et al., 2001; Steinhausen, 2002). Die Prognose von Patientinnen im Kindes- und Jugendalter ist deutlich günstiger als bei erwachsenen Patientinnen (Steinhausen, 2002). Diese Befunde unterstreichen die prognostische Bedeutung eines frühzeitigen Behandlungsbeginns für den Verlauf der Erkrankung.

Ein frühzeitiger Behandlungsbeginn ist prognostisch bedeutsam

Bis heute stellt die Magersucht die häufigste Todesursache junger Frauen im Alter zwischen 11 und 25 Jahren dar. Mit einer standardisierten Mortalitätsrate von 5,9 in den ersten 14 Jahren nach Erstdiagnose (Arcelus et al., 2011) ist die Sterberate sechsmal höher als in einer nach Alter und Geschlecht „gematchten" gesunden Stichprobe und ca. zweimal (z. B. Schizophrenie) bis dreimal (z. B. Depression) höher als bei anderen psychischen Erkrankungen. Neben medizinischen Komplikationen sind Suizide in 20 % der Todesfälle ursächlich.

1.6 Differenzialdiagnose

Leitsymptom der Magersucht ist das Untergewicht. Vor diesem Hintergrund sind alle Erkrankungen, die mit einer Gewichtsabnahme einhergehen, potenzielle Differenzialdiagnosen der Magersucht. Im Folgenden wird getrennt auf mögliche psychische und körperliche Differenzialdiagnosen eingegangen.

1.6.1 Psychische Differenzialdiagnosen

Depressive Störung. Eine depressive Erkrankung geht mit einem veränderten Appetit und nicht selten auch mit einem Gewichtsverlust einher. Bei der „depressiven Esshemmung" stehen die depressiven Symptome mit Interessensverlust, Freudlosigkeit und Antriebslosigkeit im Vordergrund, während Anorexie-typische Symptome (z. B. Gewichtsphobie) nicht oder in abgemilderten Form vorliegen.

Die depressive Esshemmung stellt die häufigste Differenzialdiagnose der Magersucht dar

Angst- und Zwangserkrankungen. Auch im Rahmen von Angst- und Zwangserkrankungen kann es zu einer Gewichtsabnahme kommen. Betroffene reduzieren ihre Nahrungsaufnahme z. B., weil sie befürchten, sich zu verschlucken, versehentlich kontaminierte Nahrungsmittel zu verzehren oder aber aus Angst vor Erbrechen nach der Nahrungsaufnahme. Die differenzialdiagnostische Abgrenzung zur Magersucht kann in Einzelfällen sehr schwierig sein, da die Magersucht häufig mit komorbiden Angst- und Zwangserkrankungen einhergeht.

Paranoide Schizophrenie. Vereinzelt leiden Patienten mit einer paranoiden Schizophrenie unter einem Vergiftungswahn. Hierbei kommt es ebenfalls zu einer starken Reduzierung der Nahrungsaufnahme aus Angst, durch Nahrung vergiftet zu werden. Die differenzialdiagnostische Abklärung stellt bei produktiver Wahnsymptomatik in der Regel kein Problem dar.

Somatoforme autonome Funktionsstörung des Gastrointestinaltraktes. Bei Patienten mit einem Reizdarmsyndrom kann es schmerzbedingt zu einer Reduktion der Nahrungsaufnahme kommen. Die Motivation für die eingeschränkte Nahrungsaufnahme bei Reizdarmpatienten ist in der Regel gut zu differenzieren im Vergleich mit Anorexie-Erkrankten. Dennoch sei an dieser Stelle darauf hingewiesen, dass Patienten mit langjähriger Magersucht häufig auch gastrointestinale Beschwerden im Sinne eines Reizdarmsyndroms zeigen. Typischerweise berichten Anorexie-Patientinnen jedoch, dass die Magersucht Jahre vor der komorbiden Reizdarmsymptomatik begonnen hat (Perkins et al., 2005).

1.6.2 Somatische Differenzialdiagnosen

Die Diagnose einer Magersucht basiert vordergründig auf dem diagnostischen Interview und erfordert in den meisten Fällen keine ausführliche somatische Umfelddiagnostik. Die somatische Diagnostik bei Patienten, wie im untenstehenden Kasten dargestellt, dient in erster Linie der Schweregradeinstufung und dem medizinischen Monitoring des Untergewichtes und weniger der differenzialdiagnostischen Abklärung einer verborgenen somatischen Erkrankung.

Die somatische Diagnostik dient in erster Linie der Abschätzung des medizinischen Risikos und weniger der differenzialdiagnostischen Abklärung

Empfehlungen zur somatischen Diagnostik

- *Körperliche Untersuchung:* einschließlich Gewicht, Größe, Blutdruck, Puls
- *Labor:* Blutbild, Natrium, Kalium, Magnesium, Phosphat, Kreatinin, Amylase, Thyroxin stimulierendes Hormon (TSH), Leberenzyme, Urinstatus
- *Apparative Untersuchungen:* Elektrokardiogramm (EKG), evtl. Röntgen-Thorax, evtl. Oberbauch-Sonographie, Knochendichtemessung bei Amenorrhoe > 2 Jahre (bei spezieller Indikation: Magnetresonanztomographie (MRT) des Schädels, Elektroenzephalogramm (EEG))

Eine Übersicht zu somatischen Differenzialdiagnosen der Anorexie findet sich im folgenden Kasten.

Somatische Differenzialdiagnose

- Endokrinologische Ursachen (z. B. Hyperthyreose)
- Malabsorptionsstörungen (z. B. Zöliakie bzw. Sprue)
- Chronisch entzündliche Darmerkrankungen (z. B. M. Crohn)
- Raumforderungen u. Strikturen im Gastrointestinaltrakt
- Infektkachexie
- Tumorkachexie

1.7 Komorbidität

Häufige komorbide Störungen: Depression und Angsterkrankungen

Die Magersucht ist häufig vergesellschaftet mit anderen psychischen Erkrankungen, vor allem mit Angststörungen, einschließlich Zwangserkrankungen (60 bis 83 %) und Depressionen (31 bis 89 %; Godart et al., 2002; Godart et al., 2007; Kaye et al., 2004). Grundsätzlich ist zu berücksichtigen, dass sich die Symptome einer Depression und auch einer Zwangsstörung bei Gewichtszunahme bessern können. Umgekehrt können jedoch auch eine Angststörung oder eine posttraumatische Belastungsstörung von der anorektischen Symptomatik überdeckt werden und erst unter der Gewichtszunahme wieder symptomatisch werden. Angststörungen scheinen im Gegensatz zur Depression der Magersucht häufiger vorauszugehen (>50 % der Fälle) und unabhängig vom Stadium der Erkrankung nachweisbar zu sein (Agras et al., 2004; Godart et al., 2002).

Angsterkrankungen gehen der Magersucht häufig voraus und sind unabhängig vom Erkrankungsstadium nachweisbar

Ferner zeigen Anorexie-Erkrankte eine erhöhte Rate für das komorbide Auftreten von Persönlichkeitsstörungen (Cassin & von Ranson, 2005; Lilenfeld et al., 2006). Für die restriktive Form der Magersucht sind die Cluster-C-Persönlichkeitsstörungen (ängstlich-vermeidend, anankastisch, abhängig) die am häufigsten diagnostizierten Persönlichkeitsstörungen. Eine weitere im Kontakt sehr eindrücklich zu beobachtende Charaktereigenschaft ist das Streben nach Perfektionismus und Fehlervermeidung. Letztere zeigt einen engen Zusammenhang mit dem Vorliegen einer anankastischen Persönlichkeit (Egan et al., 2011). Hinsichtlich anderer Persönlichkeitskonstrukte, gemessen mit dem „Temperament und Charakter Inventory“ von Cloninger (Cloninger et al., 1993), zeigen sich für Anorexie-Patientinnen hohe Werte für Schadensvermeidung („harm avoidance“), ein gering ausgeprägtes Neugierverhalten („novelty seeking“) und eine größere Beharrlichkeit („persistence“; Cassin & Ranson, 2005).

Trotz intensiver Forschung bleibt für viele Bereiche unklar, inwieweit komorbide Störungen Ursache oder Folge der Anorexie oder aber Ergebnis eines gemeinsamen prädisponierenden Faktors sind. Gut belegt hingegen ist, dass die psychische Komorbidität Einfluss auf den Behandlungserfolg und die Prognose der Magersucht nimmt. Im Verlauf der Erkrankung kommt es zu einer wechselseitigen Beeinflussung, die in der Therapie Berücksichtigung finden sollte.

1.8 Diagnostische Verfahren und Dokumentationshilfen

Die Magersucht lässt sich meist blickdiagnostisch erfassen. In einigen Fällen versuchen die Betroffenen ihr Untergewicht durch das Tragen von weiter Kleidung zu verstecken. Durch die Messung des Körpergewichtes lässt sich das Untergewicht quantifizieren, wobei berücksichtigt werden sollte, dass Anorexie-Patientinnen häufiger ihr Gewicht durch Trinken größerer Mengen Flüssigkeit vor dem Wiegen oder das Tragen von Gewichten am Körper gezielt manipulieren.

Bei Vorliegen von Untergewicht kann der Verdacht auf eine Magersucht durch ein gezieltes Abfragen der weiteren Kriterien mithilfe eines strukturierten Interviews (z. B. SKID; First et al., 1995; deutsche Version: Wittchen et al., 1997) basierend auf den aktuell gültigen Klassifikationssystemen bestätigt werden. Der besondere Wert dieser Interviews ist, dass psychische Begleiterkrankungen systematisch miterfasst werden. Begrenzungen liegen im eingeschränkten Spektrum psychischer Phänomene, die durch die klassischen Systeme erfasst werden.

Für die erweiterte Diagnostik stehen spezifische Essstörungsinterviews zur Verfügung (EDE, SIAB-EX-Interview)

Zur erweiterten störungsspezifischen Diagnostik wurden Interviewleitfäden entwickelt, die zusätzliche störungsspezifische Informationen erfassen, welche für die Therapieplanung bedeutsam sind. Im Folgenden werden die beiden am häufigsten eingesetzten Experteninterviews, das *Eating Disorder Examination* (EDE) und das *Strukturierte Inventar für Anorektische und Bulimische Essstörungen* (SIAB-EX) kurz vorgestellt.

Das *Eating Disorder Examination* (EDE) ist ein international eingesetztes Experteninterview, das seit 2004 auch in einer deutschsprachigen Fassung zur Verfügung steht (Hilbert et al., 2004). Das strukturierte Interview fokussiert auf die spezifische Essstörungspsychopathologie mit Skalen zum gezügeltem Essverhalten („restrained eating“), essensbezogenen Sorgen („eating concern“), Unzufriedenheit mit Gewicht und Figur („weight, shape concern“). Durch 14 zusätzliche diagnostische Items wird eine differenzialdiagnostische Einordnung in Anorexia nervosa, Bulimia nervosa und der Binge-Eating-Störung nach den Kriterien des DSM-IV vorgenommen.

Das *Strukturierte Inventar für Anorektische und Bulimische Essstörungen* (SIAB-EX; Fichter & Quadflieg, 1999) ist ein Experteninterview, welches sowohl die essstörungsspezifischen Symptome als auch Beschwerden erfasst, die häufig mit Essstörungen einhergehen, wie beispielsweise Ängste und Beeinträchtigungen in der sozialen Kompetenz. Das SIAB-EX erfasst Lebenszeitsymptome sowie den aktuellen Zustand anhand folgender Subskalen: (1) Körperschema und Schlankheitsideal, (2) Allgemeine Psychopathologie, (3) Sexualität und Soziale Integration, (4) Bulimische Symptome, (5) Gegensteuernde Maßnahmen, Fasten, Substanzmissbrauch und (6) Atypische Essanfälle. Das Inventar umfasst 87 Items, von denen 65 den sechs Subskalen zugeordnet sind. Weitere 22 Items ohne Subskalenzuordnung erheben weitere differenzialdiagnostisch relevante Informationen.

Des Weiteren steht für die Diagnostik von Essstörungen eine Reihe von Selbstbeurteilungsinstrumenten zur Verfügung, die hier nicht alle näher beschrieben werden können. Exemplarisch sei auf zwei Instrumente hinge-

Häufig verwendete Selbstbeurteilungsinstrumente: Eating Disorder Examination – Questionaire, Eating Disorder Inventory

wiesen, die sich im klinischen Alltag als Screening-Instrumente bewährt haben. Das *Eating Disorder Examination-Questionnaire* (EDE-Q; Hilbert & Tuschen-Caffier, 2006) ist die Fragebogenversion des strukturierten Experteninterviews *Eating Disorder Examination* (EDE; siehe oben). Analog zum EDE erfasst das EDE-Q mit vier Subskalen Merkmale des gezügelten Essens, essensbezogener Sorgen sowie Gewichts- und Figursorgen. Weitere Items wurden aufgenommen zur Erfassung von Essanfällen, selbstinduziertem Erbrechen sowie Missbrauch von Diuretika und Laxanzien.

Das *Eating Disorder Inventory* (EDI-2; deutschsprachige Übersetzung von Paul & Thiel, 2004) zielt darauf ab, die Psychopathologie zu erfassen, die häufig mit den Störungsbildern der Anorexia nervosa und der Bulimia nervosa verknüpft sind. Die aktuelle Version (EDI-2) umfasst 11 Skalen (91 Items): (1) Schlankheitsstreben, (2) Bulimie, (3) Körperunzufriedenheit, (4) Minderwertigkeitsgefühle, (5) Perfektionismus, (6) Zwischenmenschliches Misstrauen, (7) Interozeption, (8) Angst vor dem Erwachsenwerden, (9) Askese, (10) Impulsregulierung sowie (11) Soziale Unsicherheit. Auf die Primärsymptomatik der Essstörung zielen somit im Wesentlichen die drei Skalen (1) Schlankheitsstreben, (2) Bulimie und (3) Körperunzufriedenheit.

Für eine ausführliche Darstellung der diagnostischen Verfahren zur Diagnose von Essstörungen sei auf die Langfassung der S3-Leitlinie für Essstörungen hingewiesen (Deutsche Gesellschaft für Psychosomatische Medizin und Psychotherapie & Deutsches Kollegium für Psychosomatische Medizin, 2010).

Unter den genannten diagnostischen Instrumenten bildet am ehesten das EDI-2 Inhalte ab, die vor dem Hintergrund eines psychodynamischen Krankheitsverständnisses der Magersucht von Relevanz sind. Hierzu zählen z. B. die Skalen des zwischenmenschlichen Misstrauens, der Askese sowie der Angst vor dem Erwachsenwerden. Spezifische Instrumente, die basierend auf einem psychodynamischen Krankheitsverständnis für die Diagnostik und den Krankheitsverlauf der Magersucht entwickelt wurden, liegen bisher nicht vor.

Zur standardisierten Erfassung psychodynamischer Zusammenhänge und zur Ableitung des Therapiefokus empfehlen wir die Durchführung eines Erstinterviews nach den Vorgaben der Operationalisierte Psychodynamische Diagnostik (Arbeitskreis OPD, 2006). Auf das Vorgehen wird in Kapitel 3 näher eingegangen.

2 Störungstheorien und -modelle

Die Entstehung und Aufrechterhaltung einer Magersucht resultiert, wie andere psychische Erkrankungen auch, aus einem komplexen Zusammenspiel, bei dem innerpsychische, soziokulturelle, familiäre und biologische Faktoren eng ineinandergreifen. Hinweise für einfache Störungsmodelle, die monokausal z. B. auf typische familiäre Konstellationen oder auch einzelne Gendefekte rekurrieren, liegen nicht vor.

2.1 Psychodynamisches Krankheitsverständnis

Die psychodynamische Theorie der Magersucht greift auf Grundkonzepte der Psychoanalyse zurück (Triebpsychologie, Ich-Psychologie, Objektbeziehungspsychologie und Bindungstheorie), die sowohl intrapsychische als auch interpersonelle Foki haben.

2.1.1 Intrapsychische Dynamik

In der klassisch-psychoanalytischen Sicht auf die Magersucht stand die triebtheoretische Position lange Zeit im Vordergrund. Diese nimmt eine Verschiebung von Impulsen aus dem Bereich der Sexualität auf den der Oralität an. Sexuelle Wünsche und eine genitale Sexualität werden durch Hungern bekämpft und abgewehrt. Körperliche Veränderungen der sexuellen Reifung, wie z. B. die sekundären Geschlechtsmerkmale oder die Menstruation, treten verzögert auf oder werden zurückgebildet. Sexuelle Beziehungen sind selten. Die Ablösung vom Elternhaus verzögert sich. Die magersüchtige Patientin „hält die Zeit an" und wird zur „ewigen Tochter". Sie kann damit in der Fantasie für ihren Vater und ihre Mutter „wichtigstes Objekt" sein.

Pubertät als Auslöser: Abwehr der Verunsicherungen durch die Pubertät

Von Beginn an gab es aber immer auch Hinweise auf die eher „präödipale" Thematik der Anorexie. Thomä (1961) betonte die eigenständige Bedeutsamkeit der oralen Phase. Anorexie-Patientinnen beschreiben ihre Mutter häufiger als überprotektiv, intrusiv, extrem besorgt bezüglich des Aussehens sowie mit einer fehlenden Sensitivität für die Bedürfnisse und

Wünsche ihrer Tochter. Die Väter hingegen werden von Anorexie-Patientinnen häufig als distanziert, abwesend und beruflich erfolgreich beschrieben, sodass sie die verstrickte Mutter-Tochter-Bindung begünstigen und für die Autonomieentwicklung der Tochter nicht förderlich sind. Diese negativen Repräsentanzen der Elternfiguren sind assoziiert mit der Ausbildung eines gestörten Selbstbildes. Die Patientinnen zeigen sich loyal und halten fest an den versteckten Forderungen der Eltern, sodass sie ihren Wunsch nach Unabhängigkeit verleugnen (Bers et al., 2013; Reich, 2010a).

Somit wird das Ringen um Autonomie vor dem Hintergrund früher Erfahrungen von erlebter mangelnder Verlässlichkeit und daraus folgender Hilflosigkeit zu einem zentralen Thema (Boris, 1984; Schneider, 2004). Vor diesem Erfahrungshintergrund entwickeln sich, so das Postulat, im späteren Leben Ängste vor Selbst- und Objektverlust bzw. vor einem allgemein erlebten Kontrollverlust. In der Pubertät, aber durchaus auch in der Vorpubertät, ist vor allem die Selbstbehauptung und Auseinandersetzung mit den Eltern zentral. Die bedeutsame Erfahrung der probeweisen Abgrenzung und Distanzierung von den primären Bezugspersonen wird vermieden und erklärt die häufig zu beobachtende kindliche Überangepasstheit Magersüchtiger. Gerade über eine lange Zeit sehr angepasste Kinder können in der Erkrankung eine Möglichkeit erleben, in der Pubertät neuen Überwältigungserfahrungen zu entgehen und gleichzeitig die Macht ihrer Krankheit zu entfalten.

Intrapsychisch und interpersonell reduziert sich die Selbstbehauptung und das Kontrollerleben dann auf die durchaus erfolgreiche Kontrolle von Hunger und Gewicht. Hier finden sich viele Parallelen zu dem Phänomen der „Pubertätsaskese“, wie es von Anna Freud beschrieben wurde. Der bewusste Verzicht auf die „Vergnügungen“ der Adoleszenz dient manchen Jugendlichen in diesem Sinne zur Bewältigung alterstypischer Verunsicherungen. Vor diesem Hintergrund werden die typischen Auslösesituationen für die Magersucht, wie reale oder fantasierte Trennung vom Elternhaus (Ende der Schulzeit, Schüleraustausch, Au-pair-Aufenthalte und Auszug aus dem Elternhaus) oder alterstypische Verunsicherungen im Rahmen erster erotischer Kontakte oder Enttäuschungen, verstehbar. Der anorektische Lebensentwurf hat somit in der Adoleszenz eine identitätsstiftende Funktion, die emotionale Sicherheit und Kontrolle vermittelt.

Der anorektische Lebensentwurf als Garant für emotionale Sicherheit und Kontrolle

Die Gefahren des Hungerns und die selbstschädigende Wirkung werden von den Patientinnen in der Anfangsphase vehement verleugnet. Der von Beginn an präsente Aspekt der Selbstschädigung kann auch verborgener Ausdruck aggressiver Impulse oder auch von Gefühlen des Verlangens und der Gier sein. Diese werden als unerlaubt und bedrohlich erlebt und durch das masochistisch-selbstbestrafende Verhalten der Patientinnen abgewehrt. Das Purging-Verhalten und vor allem das selbstinduzierte Erbrechen werden in diesem Zusammenhang als Versuch des Ungeschehenmachens konzeptualisiert. Das negative Selbstbild und die Selbstkritik drücken sich im Kontakt mit den Patientinnen vor allem in einer massiven Unzufriedenheit mit dem eigenen Körper aus.

Hungerphysiologische Veränderungen begünstigen die Aufrechterhaltung des Untergewichtes

Im Verlauf der Magersucht treten hungerphysiologisch verstehbare Symptome, wie die dauerhafte Beschäftigung mit Essen und Nahrung sowie eine gesteigerte Aufmerksamkeit für nahrungsassoziierte Reize, auf. Diese kognitiven Phänomene und Verhaltensweisen konnten z. B. auch bei gesunden Männern im Rahmen von Hungerexperimenten nachgewiesen werden (Keys et al., 1950). Zusätzlich scheinen starvationsbedingte, neurobiologische Veränderungen die Aufrechterhaltung des Untergewichtes zusätzlich zu begünstigen.

2.1.2 Interpersonelle Dynamik

Das Beziehungsmuster von Anorexie-Patientinnen ist durch ein ängstlich-vermeidendes Bindungsverhalten gekennzeichnet (Ward et al., 2000). Der ängstliche Bindungsmodus korreliert mit frühen Erfahrungen von Zurückweisung und einem kontrollierten, distanzierten Interaktionsangebot der primären Bezugspersonen (Bartholomew et al., 2001). Basierend auf diesen Erfahrungen des Selbst im Kontakt mit den wichtigen Bezugspersonen kommt es zur Ausbildung internalisierter Repräsentanten, die durch die Kombination eines negativen Selbstbildes (unsicher, minderwertig, abhängig, hilflos) und eines negativen Bildes anderer Menschen (kritisch, dominant, wenig oder auch überfürsorglich). Durch das Vermeiden von Verbundenheit in Beziehungen werden somit schmerzliche frühere Erinnerungen abgewehrt. Gegen die bedrohlich erlebte Abhängigkeit von Anderen setzen Anorexie-Patientinnen das narzisstische Ideal der Autonomie und Autarkie („Ich brauche niemand und genüge mir selbst"; Brockmeyer et al., 2013). Das vordergründig vermeidende Bindungsmuster und der Kampf um Unabhängigkeit ist mit einem hohen Maß an Selbstwertgratifikation assoziiert, wenngleich auf Kosten positiver zwischenmenschlicher Erfahrungen. Auch in Bezug auf Nahrung als primärem Bedürfnis des Menschen, ist der erfolgreiche Verzicht eine wichtige Quelle für narzisstische Gefühle der Einzigartigkeit, des Besondersseins und eben der Unabhängigkeit. Durch diesen anorektischen Lebensentwurf grenzt sich die Patientin von ihrer Familie ab, verhindert jedoch durch die Erkrankung die Ablösung vom Elternhaus. Die Abhängigkeit von anderen drückt sich auch darin aus, dass diese oft aufopferungsvoll umsorgt werden. Der anorektische Lebensentwurf stellt somit

Der anorektische Lebensentwurf als dysfunktionaler Kompromiss zwischen massiver Objektverlustangst und Wunsch nach Unabhängigkeit

eine Kompromissbildung zwischen einer massiven Objektverlustangst einerseits und dem Autonomiestreben andererseits dar.

Die Vermeidung von zwischenmenschlichen Konflikten und das sozial distanzierte Beziehungsangebot magersüchtiger Patientinnen sind mit einer eingeschränkten Ausbildung von emotionalen Fähigkeiten assoziiert, die eine emotionale Verarbeitung von traumatischen sowie Verlusterlebnissen erschwert (Brockmeyer et al., 2012). Ferner scheinen Anorexie-Patientinnen insbesondere im untergewichtigen Stadium über einen eingeschränkten Zugriff auf autobiografische Gedächtnisinhalte von emotionaler Relevanz einschließlich konflikthafter Bindungsthemen zu verfügen (Brockmeyer et al., 2013).

Der nachfolgende Kasten und Abbildung 1 fassen einige typische intrapsychische und interpersonelle Aspekte magersüchtigen Verhaltens zusammen.

Typische intrapsychische und interpersonelle Aspekte anorektischen Verhaltens

- Bevorzugt wird oft eine einsame, distanzierte Beziehungsgestaltung, die, wenn auch schmerzhaft für die Betroffenen, die Konfrontation mit Selbstwertproblemen reduziert.
- Bedürftigkeit wird abgewehrt, da sie als gleichbedeutend mit einer Aufgabe der Selbstkontrolle erlebt wird.
- Untergewicht und Hungern mindern zwischenmenschliche Gefühle, insbesondere in Bezug auf das andere Geschlecht, sie drücken Emotionen und Haltungen aus, ohne dass sie offen zur Sprache kommen müssen. Eine Gewichtszunahme würde bedeuten, sich dem Leben und seinen Aufgaben, einschließlich der Rolle als Frau, gewachsen zu fühlen.
- Das Hungern wird häufig als Selbstbestrafung erlebt, die die Patientin als „schlechter Mensch“ verdient oder auch als Bestrafung für die ständige Gier und das Verlangen nach Nahrung bzw. die Beschäftigung mit Gewicht und Figur.
- Die Anorektikerin möchte „anders“ sein (Autonomie) und dennoch „Kind“ bleiben. Die Mangelernährung und das Untergewicht sollen Fürsorglichkeit bei anderen auslösen.
- Anorektisches Verhalten beinhaltet einen unbewussten Vorwurf an die Familie, das Umfeld, die Therapeutin etc., ohne dass sich die Patientin schuldig macht (da sie ja krank ist).
- Die Essstörung dient der Abwehr von depressiver Verstimmung, wie sie auch durch die soziale Isolierung und die Verarmung innerpsychischer Vorgänge verstärkt wird.

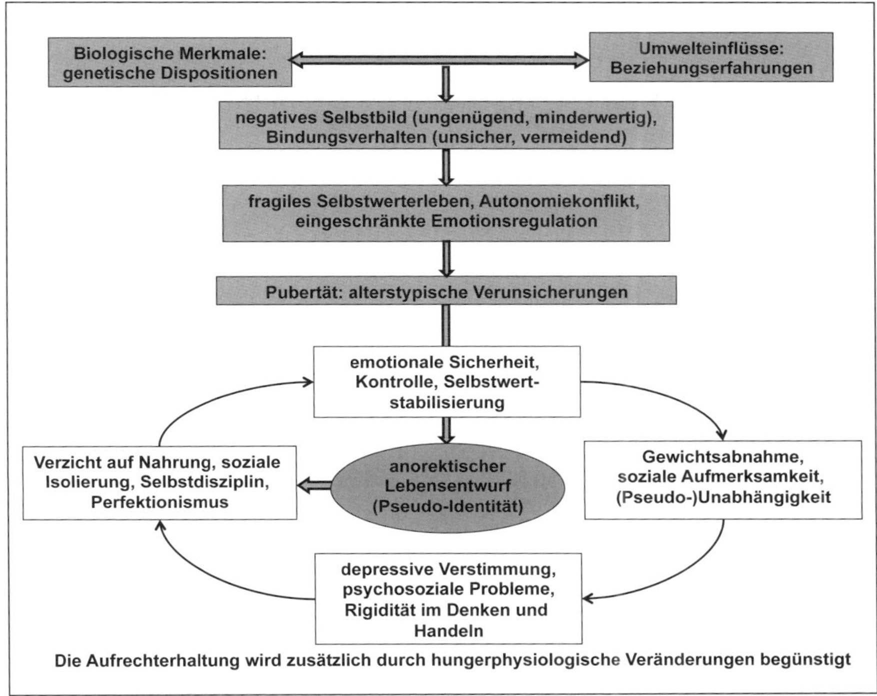

Abbildung 1: Psychodynamisches Krankeitsverständnis und Aufrechterhaltung der Magersucht (basierend auf Arbeiten von Boris, 1984; Schneider, 2004; Thomä, 1961)

2.2 Kognitionstheoretische Modellvorstellungen

Kognitiv-verhaltenstherapeutische Modelle gehen davon aus, dass für die Entstehung und Aufrechterhaltung der Magersucht dysfunktionale Überzeugungen bezogen auf Essen, Figur und Gewicht eine zentrale Rolle spielen (Garner & Bemis, 1982). Anorexie-Patientinnen zeigen eine kognitive Überbewertung von Gewicht und Figur sowie deren Kontrolle. Ferner geht das Modell davon aus, dass die Patientinnen ihr Selbstwertgefühl ausschließlich über die Zufriedenheit mit Gewicht und Figur regulieren („Nur wenn ich dünn bin, bin ich etwas wert"). Auf der Verhaltensebene versuchen die Patientinnen, diese drei Bereiche durch eine strikte Diät, Gewichtsmessungen und Kontrolle der Körperfigur zu kontrollieren. Das restriktive Essverhalten und das resultierende Untergewicht führen zu zahlreichen biologischen und psychologischen Veränderungen, die im Sinne eines Circulus vitiosus die Magersucht weiter aufrechterhalten. Bei der restriktiven Ver-

Im Mittelpunkt kognitionstheoretischer Modelle stehen die maladaptiven Gedanken und dysfunktionalen Verhaltensweisen bezogen auf Essen, Figur und Gewicht

laufsform der Magersucht führen das gezügelte Essverhalten und das vermehrte Völlegefühl bei Nahrungsaufnahme dazu, dass die selektive Aufmerksamkeit für Nahrung, Figur und Gewicht sowie die Kontrollpraktiken weiter verstärkt werden. Bei der Magersucht vom Binge-Purging-Typus kommt es durch das gezügelte Essverhalten zum Auftreten von Essanfällen mit kompensatorischen Maßnahmen. Die Angst vor einer Gewichtszunahme durch die Essanfälle verstärkt wiederum das restriktive Essverhalten (Fairburn, 2008). Die jüngere verhaltenstherapeutische Literatur integriert im Sinne eines modularen Ansatzes in stärkerem Umfang Konfliktfelder mit langer psychodynamischer Rezeption, wie die Autonomieentwicklung, die Auseinandersetzung mit der Sexualität und die Selbstwertproblematik (Fairburn, 2008).

2.3 Familiendynamische Aspekte

Die Verzögerung des pubertären Loslösungsprozesses erfasst das gesamte familiäre System

Da der pubertäre Loslösungsprozess im Feld der aktuellen familiären Beziehungen stattfindet, wird die gesamte Familie von dieser Erkrankung erfasst. Familiendynamisch ist die Pubertät und die Verselbstständigung eines Kindes eine Schwellensituation für die Familie. Die Ablösung der Jugendlichen mit ihren Ambivalenzen, Launen und rasch wechselnden Bedürfnissen stellt für die Familie eine Herausforderung dar und verlangt nicht zuletzt eine Vorstellung davon, wie sich die einzelnen Familienmitglieder und die Familie als Ganzes ohne die sich lösende Jugendliche neu organisieren. Erfahrungen der Eltern bei der eigenen Loslösung (oder Nichtloslösung), Erfolge, Misserfolge und Ängste in diesem Zusammenhang oder Bilder von der eigenen Zukunft als Paar bilden wichtige Rahmenbedingungen für diesen Prozess. Die Einbeziehung der Familie im Rahmen von Familiengesprächen hat damit vor allem für junge Patientinnen eine große Bedeutung (Herzog et al., 2000; Kröger et al., 2006). Aus familiendynamischer Sicht kann das anorektische Verhalten ein dysfunktionaler Versuch zur Lösung interpersoneller familiärer Konflikte (Reich, 2003; Cierpka & Reich, 2010) sein. Durch das Erscheinungsbild der Magersucht „grenzt sich die Anorektikerin von der Familie ab, ohne sich trennen zu müssen“ und „rebelliert gegen die Eltern, ohne Schuldgefühle haben zu müssen“, denn sie ist ja krank und leidet. Der Körper wird zum Mittel der Kommunikation mit den Eltern.

2.4 Soziokulturelle Aspekte

Soziokulturelle Aspekte scheinen eher als Auslöser und weniger als Ursache selbst bedeutsam

Vor dem Hintergrund der Zunahme der Adipositas in den Industrieländern hat sich ein erheblicher soziokultureller Druck vor allem auf Mädchen und junge Frauen hin zu Schönheits- und Schlankheitsidealen ausgebildet, die mit normalem Essen nicht erreichbar sind. Die über Jahrzehnte dokumentierte Gewichtsabnahme der Gewinnerinnen von Schönheitskonkurrenzen, die Essstörungen der Topmodels, die Beschreibung einer „female athletes triad“ aus Essstörung, Amenorrhoe und Osteoporose bei Sportlerinnen, die häufig auftritt, sind Mosaiksteine, die diese Entwicklung belegen. Angesichts der nicht ansteigenden Inzidenz der Anorexie in den letzten 50 Jahren dürfte dieser soziokulturelle Druck aber wohl eher die Entstehung der anderen Essstörungen (Bulimie, Binge-Eating-Störung, nicht näher bezeichnete Essstörungen) maßgeblich beeinflussen und allenfalls zu spezifischen Ausgestaltungen einer Anorexie, weniger zu ihrer Entstehung beitragen. Aufgrund eines mangelnden Selbstwertgefühls beobachtet man bei Magersüchtigen vermehrt soziale Vergleichsprozesse zur Selbstwertregulation und -stabilisierung (Troop et al., 2003). Hier scheinen insbesondere das Aussehen und die Figur betreffende Vergleichsprozesse von Bedeutung zu sein.

2.5 Biologische Aspekte

Biologische Aspekte sind für die Entstehung und Aufrechterhaltung von Bedeutung

Neben der Konzeptualisierung der Magersucht als psychosozial verursachte Störung wächst das Bewusstsein dafür, dass bestimmte neurobiologische Vulnerabilitäten einen substanziellen Beitrag zur Entstehung und Aufrechterhaltung der Magersucht leisten.

Molekularbiologisch weisen Zwillingsstudien auf eine erbliche Komponente bei der Entstehung der Anorexia nervosa hin. Eineiige Zwillingspaare zeigen eine höhere Konkordanz der Magersucht als zweieiige. Während eine molekulargenetische Prädisposition zur Anorexie aufgrund populationsgenetischer Studien wahrscheinlich ist und der relative Anteil genetischer Faktoren auf 40 bis 60 % geschätzt wird, konnten genaue Mechanismen der Vererbung jedoch bislang nicht gesichert werden. In Anbetracht der Komplexität des Erkrankungsbildes werden in jüngerer Zeit isoliert einzelne Kernsymptome der Psychopathologie (wie ein besonders niedriges Gewicht oder die Häufigkeit des Erbrechens) im Hinblick auf ihre genetische Mitregulation näher untersucht (Trace et al., 2013).

Neurobiologisch wird die Magersucht als eine neuronale Entwicklungsstörung konzeptualisiert. Der typische Beginn der Erkrankung in der Pubertät, einer Phase intensiver Hirnreifung unter hormonellen Einflüssen, scheint für die Entstehung der Erkrankung bedeutsam. Neurobiologische Untersuchungen zeigen Alterationen im Bereich limbischer und frontostriataler Netzwerke, die für Selbstregulation und Motivation eine zentrale Rolle spielen (Friederich et al., 2013; Zastrow et al., 2009). Entwicklungspsychologische Studien zeigen, dass die altersabhängige Reifung des frontostriatalen und limbischen Systems eng mit der normalen Entwicklung selbstregulatorischer und motivationaler Faktoren assoziiert ist. Untersuchungen zur dopaminergen und serotonergen Neurotransmission unterstützen die veränderte Responsivität in neuronalen Netzwerken der selbstregulatorischen Kontrolle und des Belohnungssystems (Kaye et al., 2009). Diese neuronalen Veränderungen sind mit kognitiv-motivationalen Einschränkungen assoziiert, wie z. B. einer vermehrten Rigidität im Denken und Handeln oder auch einer veränderten Belohnungssensitivität.

Unklar ist, inwieweit die beobachteten neurobiologischen Veränderungen Ursache oder Folge der Magersucht sind

Die bisherigen Untersuchungen wurden ausschließlich an akut erkrankten oder gewichtsremittierten Patientinnen durchgeführt. Somit bleibt unklar, inwieweit die beobachteten Veränderungen ätiologisch bedeutsam sind oder nur während des Untergewichtes bzw. nur in der Folge der Erkrankung als „Narbeneffekt" auftreten. Durch das Untergewicht kommt es zu einer Atrophie des Hirnvolumens (v. a. graue Substanz) um ca. 20 %. Diese Volumenveränderungen scheinen durch eine Gewichtsrestitution weitestgehend reversibel, wobei eine dauerhafte neuronale Schädigung nicht ausgeschlossen werden kann (Friederich et al., 2012). Um zu prüfen, ob diese Veränderungen als „Trait"-Marker dem Beginn der Erkrankung vorausgehen, sind zukünftig prospektive Untersuchungen an jungen Frauen mit erhöhtem Erkrankungsrisiko notwendig.

3 Diagnostik

Die Grundidee der fokalen psychodynamischen Kurzzeittherapie bei Anorexie-Patientinnen ist die fokussierte Bearbeitung eines beziehungsdynamisch formulierten Therapiethemas (Fokus) unter Berücksichtigung zentraler Konfliktthemen und struktureller Schwächen. Die fokusorientierte Therapie setzt eine genaue und ausführliche psychodynamische Diagnostik voraus. Die Autoren empfehlen hierfür das Vorgehen nach dem Interviewleitfaden der *Operationalisierten Psychodynamischen Diagnostik*. Im Therapiefokus ist daher der zentrale Aspekt der Störung der Patientin im Sinne einer integrierenden und handlungsleitenden Funktion für den Therapieprozess festgehalten.

3.1 Operationalisierte Psychodynamische Diagnostik

Die Operationalisierte Psychodynamische Diagnostik (OPD; Arbeitskreis OPD, 2006) ermöglicht eine umfassende persönlichkeitsbezogene Diagnostik des Krankheitserlebens von Patienten, von typischen ungünstigen Beziehungsmustern, von lebensübergreifenden inneren Konfliktthemen und auch von Fähigkeiten und Defiziten im Bereich wichtiger psychischer „Ich-Funktionen".

Die Operationalisierte Psychodynamische Diagnostik als Referenzsystem

Die Herangehensweise ist psychodynamisch, das bedeutet, dass u. a. Aspekte wie verborgene bzw. abgewehrte Motive und Gefühle und die Wiederbelebung früherer Beziehungserfahrungen im aktuellen therapeutischen Geschehen (Übertragung/Gegenübertragung) berücksichtigt werden. Diese Aspekte werden zwar im freien Gespräch erhoben, dabei folgt die Exploration jedoch einem Manual, das die im folgenden beschriebenen Achsen enthält.

Achse I: Krankheitserleben bzw. Krankheitskonzepte und Behandlungsvoraussetzungen. Hier ist beispielsweise wichtig, ob die Patientin eher ein somatisches oder psychosoziales Krankheitskonzept hat, welche Erwartungen sie damit an die Therapie hat und auf welche Ressourcen sie zurückgreifen kann oder welche Barrieren für eine Therapie bestehen.

Achse II: Beziehung. In der Diagnostik der Beziehungsgestaltung der Patientin geht es um den individuellen Interaktionsstil, nicht nur mit der Therapeutin, sondern auch in anderen Beziehungen, was anhand von Beziehungsepisoden exploriert wird. Wie reguliert die Patientin ihre Bedürfnisse, welche Erwartungen hat sie und wie geht sie mit Konflikten um? Hierbei spielen auch nonverbale Elemente eine wichtige Rolle und die Berücksichtigung sowohl der Patientenperspektive als auch der Perspektive der Interaktionspartner (in dem Fall des Interviewers).

Achse III: Konflikt. Entwicklungen der Lebensgeschichte und Persönlichkeitsstruktur bedingen eine spezifische Konfliktbereitschaft mit einem individuellen Muster des Erlebens und Verhaltens. Dieses Muster beinhaltet beispielsweise Wünsche, Antriebe, Zukunftserwartungen, Annahmen und Erfahrungen. Werden diese Anteile lebensbestimmend und dysfunktional erlebt, bezeichnet man diese in der OPD als lebensüberdauernde Konfliktthemen. In dieser Achse geht es daher um die Erfassung der individuellen Konfliktdynamik, beispielsweise um Themen der grundsätzlichen Nähe bzw. Distanz zu anderen, der Bedeutung von Kontrolle in Beziehungen, der Möglichkeit, Zugehörigkeit und Geborgenheit erleben zu können oder um Konflikte um den Selbstwert im Allgemeinen und in Bezug auf die eigene Selbstidentität.

Achse IV: Struktur. Die Struktur eines Menschen meint ein relativ stabiles Muster von Fähigkeiten oder auch Defiziten im Umgang mit sich selbst oder mit anderen Menschen. Bei der Strukturdiagnostik werden diese sogenannten Ich-Funktionen erfasst. Hierzu zählen z. B. die Fähigkeiten, sich selbst oder andere wahrzunehmen und über innere Vorgänge reflektieren zu können, Affekte wahrzunehmen, zuzuordnen, zu regulieren und diese mitzuteilen. In der OPD unterscheidet man unterschiedliche Strukturniveaus je nach Beschaffenheit und Verfügbarkeit dieser Fähigkeiten. Die Strukturachse hat starke Berührungspunkte mit einem Forschungsentwurf des DSM-5 für eine Persönlichkeitsstörungsdiagnostik (Zimmermann et al., 2012).

3.2 Erstinterview und Fokusbildung

Ableitung der zentralen Foki aus dem OPD-Befund

Ein OPD-Interview soll Symptomatik, maladaptive Beziehungsmuster, zentrale lebensbestimmende Konfliktthemen sowie strukturelle Einschränkungen erfassen. Auf der Grundlage des Erstinterviews nach den Vorgaben der OPD können dann die für die Patientin bedeutsamen psychodynamischen Foki bestimmt werden. Als behandlungsrelevante Foki gelten diejenigen Merkmale des OPD-Befundes, die die Störung mitverursachen und aufrechterhalten. Damit verbunden ist die Annahme, dass sich hinsichtlich dieser Foki etwas verändern muss, wenn ein substanzieller therapeutischer Fortschritt erreicht werden soll. Das Erlernen und die Verwendung der Interviewführung und der klinischen Beurteilung nach der OPD erfordert eine Schulung im Rahmen von Trainingsseminaren (diese werden über den Arbeitskreis OPD angeboten; www.opd-online.net).

Für die Erfassung der zentralen Foki kann die im untenstehenden Kasten zusammengestellte Übersicht zum Inhalt des Interviews hilfreich sein.

Inhalte des diagnostischen Interviews nach der OPD (Arbeitskreis OPD, 2006)

1. *Symptomatik, Schwere, Chronizität sowie Komorbidität*
2. *Symptompräsentation, Ausmaß der Krankheitsverleugnung und Therapieauftrag, sowie soziale und persönliche Ressourcen*
3. *Ergründen zentraler Interaktionspersonen und der Muster mit diesen:*
   - Elternpersonen beschreiben lassen, Beziehung charakterisieren, evtl. Veränderungen der Beziehungen über die Jahre, zentrale Schwierigkeiten mit Elternpersonen
   - Wichtige Geschwister- und Peerbeziehungen, Rolle in Peergroup
   - Partnerschaftserfahrungen, Ängste und Wünsche in Partnerschaften/Freundschaften
4. *Zentrale Konfliktthemen:*
   - Erfahrungsgemäß meist Versorgung – Autarkie, Kontrolle – Unterwerfung und vereinzelt auch Individuation – Abhängigkeit
   - Umgang mit Trennungssituationen
   - Umgang mit Verlusten, Tod und Krankheit
   - Umgang mit Aggression und Selbstbehauptung
   - Hilfesuchverhalten
5. *Wichtige Strukturmerkmale:*
   - Selbstwahrnehmung, Selbstwert (Was sind Sie für ein Mensch, wie sehr schätzen Sie sich selbst?)
   - Objektwahrnehmung (über Schilderung der wichtigen Bezugspersonen, siehe oben)
   - Affektdifferenzierung (Erleben aggressiver und zärtlicher Strebungen, Spannungen, siehe oben)

3.3 Operationalisierte pychodynamische Diagnostik der Anorexie

Typische maladaptive Beziehungsmuster

Im Folgenden finden sich einige für die Anorexie typische beziehungsdynamische Muster, häufige lebensbestimmende Konflikte sowie strukturelle Foki. Für die Therapie sind diejenigen auszuwählen, an denen therapeutisch gearbeitet werden sollte. Dabei sind aus den folgenden Vorgaben der beziehungsdynamische Fokus sowie besonders wichtige strukturelle Beeinträchtigungen auszuwählen. Die Fokusbildung ist insbesondere für die Mittelphase der Therapie hilfreich und es sollte regelmäßig überprüft werden, ob die entsprechenden Inhalte thematisiert werden.

3.3.1 Beziehungsmuster

Typische beziehungsdynamische Formulierungen nach OPD-2 (Schauenburg et al., 2009)
1. „Ich fühle mich von anderen Menschen kontrolliert und im Stich gelassen und reagiere darauf einerseits, indem ich für andere sorge und mich kümmere, andererseits aber auch mit Rückzug und betonter Unabhängigkeit insbesondere in Bezug auf die Nahrungsaufnahme und das Gewicht. Andere erleben mich dabei als kontrollierend und mich entziehend. Darauf reagieren sie dann häufig mit einer Mischung aus Zuwendung, eigener Kontrolle und Rückzug von mir, was ich als Bevormundung oder auch als im Stich lassen erlebe."
2. „Die Anorexie hilft mir, mich abzugrenzen, ohne mich trennen zu müssen. Dies ist wichtig für mich, da ich andere Menschen einerseits als übermäßig vereinnahmend erlebe, andererseits große Angst habe, sie zu verlieren. Deshalb drücke ich mit der Magerkeit auch mein Bedürfnis nach Zuwendung aus. Auf Fürsorge reagiere ich allerdings mit Schuldgefühlen und Rückzug". Andere verstärken dann ihre Fürsorge, was die Betreffenden nur noch mehr unter Druck setzt. Gleichzeitig reagieren andere oft mit Selbstvorwürfen, die die Schuldgefühle und die Selbstentwertung der Patientin verstärken.

3.3.2 Konfliktthemen

Häufige Konfliktthemen: Versorgungs-Autarkie-, Kontrolle-Unterwerfungs-Konflikt

Häufige zentrale Konfliktthemen sind der Versorgungs-Autarkie-, der Kontrolle-Unterwerfungs-Konflikt sowie vereinzelt der basale Individuations-Abhängigkeits-Konflikt der regelmäßig mit weitergehenden strukturellen Einschränkungen vergesellschaftet ist (vgl. Arbeitskreis OPD, 2006).

Nachfolgend soll der Versorgungs-Autarkie-Konflikt, der Kontrolle-Unterwerfungs-Konflikt und der Individuations-Abhängigkeits-Konflikt an einem typischen Fallbeispiel verdeutlicht werden. Hierbei wird bewusst auf den phänomenologisch im Vordergrund stehenden Konflikt fokussiert.

Fallbeispiel „Die brave Tochter“ (Versorgungs-Autarkie-Konflikt mit gemischt aktivem Verarbeitungsmodus)

Leitaffekt: Sorge um den anderen zur Abwehr depressiver Gefühle (altruistische Abtretung)

Frau U. (19 Jahre) leidet seit 3 Jahren unter einer Essstörung mit überwiegend restriktivem Essverhalten. Das Gewicht betrug zu Beginn der Therapie 36 kg, bei einer Körpergröße von 155 cm (BMI: 15 kg/m²). Sie besucht die 11. Klasse eines Gymnasiums und wohnt bei den Eltern. Frau U. beschreibt sich als sehr unruhig, beim Fernsehen z. B. müsse sie immer Gymnastik machen, sie treibe mehrere Stunden Sport am Tag. Sie plane ihren Tag zeitlich „sehr eng“. Sie arbeite viel für die Schule, gebe Nachhilfeunterricht, unterstütze die Mutter im Haushalt und beim Einkaufen, arbeite in der Kirchengemeinde etc. Sie „könne sich keine Pause mehr gönnen“, fühle sich überlastet und unter Druck. Sie ist die Jüngste und hat zwei ältere Brüder und eine ältere Schwester. Die Atmosphäre zu Hause sei geprägt von dem strengen Glauben der Eltern, die in einer Freikirche sind. Die Überzeugungen und Grundsätze der Freikirche hätten einen starken Einfluss auf das Leben der Familie (Kleidung, Kontakte und Rolle der Frau). Es herrscht religiöse Strenge ohne echten Kontakt. Die Eltern seien durch die Erkrankung extrem verunsichert und wüssten nicht mehr weiter.

Die Mutter, die nicht berufstätig und die meiste Zeit zu Hause ist, „überwacht“ die innerfamiliären Vorgänge. Sie sei grenzverletzend, würde ständig im Zimmer der Patientin stehen. Bis vor kurzem habe sie nicht einmal ihre Zimmertür schließen dürfen. Der Vater sei beruflich viel unterwegs, „selbstständiger und vernünftiger als die Mutter“. Er sei sehr auf Leistung bedacht und stolz auf ihre guten Noten und ihren Ehrgeiz. Die Geschwister seien lange schon ausgezogen. Die Patientin hat den Eindruck, als Jüngste alles zusammenhalten und die Hoffnungen der Eltern, sich in der Freikirche zu engagieren, erfüllen zu müssen. Hiervon haben sich die Geschwister längst losgesagt. Sie berichtet über ein ständiges Bestreben, für andere (Eltern, Mitschüler, Freunde, Geschwister) zu sorgen. Eine partnerschaftliche, enge Beziehung zu einem Mann sei sie bisher nicht eingegangen. Sexuelle Kontakte würden die Eltern, solange sie noch keine 18 Jahre alt sei, verbieten. Sie habe noch nie eine Beziehung „ausprobiert“ aus Angst, dass die Eltern den Kontakt zu ihr abbrechen könnten.

Fallbeispiel „Berufsziel Strafrichterin“ (Kontrolle-Unterwerfungs-Konflikt mit aktivem Verarbeitungsmodus)

Leitaffekt: trotzige Aggressivität

Frau P. (24 Jahre) kommt zur Behandlung aufgrund einer seit 3 Jahren bestehenden Anorexie (BMI: 15 kg/m²) vom Purging-Typ (exzessives Sport treiben, Abführmittel). Vereinzelt komme es zu Impulsdurchbrüchen mit Heißhungeranfällen. Selbstinduziertes Erbrechen wird von Frau P. verneint. Als Auslösesituation für die anorektische Entwicklung vor 3 Jahren lässt sich die schwierige Beziehung sowie Trennung aus einer 1,5-jährigen Partnerschaft zu einem gleichaltrigen Mann eruieren. Sie habe sich von ihm getrennt, da sie ihn als sehr „klammernd" wahrgenommen und die Nähe nicht ertragen habe. Eine Verschlimmerung der Symptomatik sei durch die bevorstehenden Abschlussprüfungen des Studiums bewirkt worden. Ihr Berufsziel sei es, Strafverteidigerin oder Strafrichterin zu werden. Sie berichtet über ein ausgeprägtes Kontrollverhalten von Gewicht und Figur. Sie stelle sich ca. 30-mal am Tag auf die Waage und nutze jede Gelegenheit, ihre Figur im Spiegel oder auch Schaufenster zu prüfen. Sie beschreibt sich selbst als sehr ehrgeizig und leistungsorientiert.

Interaktionell imponierte bei der Besprechung von Rahmenbedingungen sowie Zielvereinbarungen der Behandlung ein Machtkampf „... man dürfe ihr kein Ultimatum stellen, dagegen werde sie mit allen Mitteln ankämpfen". Den Therapievertrag erlebte sie als Bestimmung von außen und reagierte auf den fantasierten Machtverlust mit trotziger Aggressivität, indem sie z. B. den Therapievertrag vor den Augen des Therapeuten zerreißt oder einen kompletten Behandlungstermin schweigend verbringt. Sofern sie ihre Selbstbestimmung in Kontakten gefährdet sieht, kommt es zur Entwertung und Kränkungen der Beteiligten. Jegliches Gefühl von Schwäche, Angst oder Verzweiflung wird durch die Patientin mit allen Mitteln bekämpft.

Leitaffekt: Angst vor Nähe, Verschmelzung

Fallbeispiel „Die unnahbare Schöne" (Individuations-Abhängigkeits-Konflikt mit aktivem Verarbeitungsmuster)

Frau B. (19 Jahre) leidet seit 6 Jahren an einer Anorexie. Sie ist eine hübsche junge Frau mit weit aufgerissenen Augen. Die krisenhafte Entwicklung (BMI: 15 kg/m^2) sei einerseits durch die progressive Krebserkrankung der Mutter (Nachweis von Metastasen) befördert worden, anderseits auch im Zusammenhang mit der enger werdenden Beziehung zu ihrem Freund (Planung, in eine gemeinsame Wohnung zu ziehen) zu sehen.

Frau B. berichtet als mittlere in der Geschwisterreihe zwischen zwei „Hier-bin-ich"-Persönlichkeiten aufgewachsen zu sein. Sie habe nie viel Aufsehen um sich gemacht. Der Vater war ein „strenger Hausherr", mit dem sich die Geschwister viel stritten. Sie habe eine „rationale", wenig innige Beziehung zum Vater. Zur Mutter bestehe eine engere Beziehung. Trotz der Kontaktangebote der Mutter sowie ihrer Ermutigungen, sich zu öffnen, halte sie die Mutter aber auf Abstand. Als einschneidendes Erlebnis erinnert sie die Erstmanifestation des Brustkrebses der Mutter, als sie 12 Jahre alt war.

Für Frau B. sei Selbstständigkeit schon sehr früh wichtig gewesen. Mit 13 Jahren habe sie alleine eine Sprachreise unternommen, und mit 17 Jahren habe sie sich einer Gruppe angeschlossen, die mit dem Rad durch Amerika tourte. Sie wiederhole derzeit die 12. Klasse des Gymnasiums, wobei ihre Versetzung erneut gefährdet sei.

Sie lebe seit 2 Jahren in fester Partnerschaft mit einem 13 Jahre älteren „komplizierten" Mann (alkoholkrank, arbeitslos, bei der Mutter lebend). Der Versuch, zusammen zu wohnen, habe zu heftigen Streitereien geführt, sodass sie wieder bei den Eltern eingezogen sei. Während des Zusammenwohnens nahm sie jedes Weggehen des Freundes als Verlassenwerden wahr.

3.3.3 Strukturelle Beeinträchtigungen

Neben den genannten konflikthaften, motivationalen Spannungen spielen bei der Anorexie auch basale Einschränkungen psychischer Funktionen eine Rolle. Diese treten entweder schon früh durch beeinträchtigte Kind-Eltern-Beziehungen oder nicht selten auch erst im Verlauf durch die psychische Entwicklungsverzögerung im Rahmen der Erkrankung auf. Für die Anorexie typische Beeinträchtigungen der psychischen Struktur, also des Umgangs mit dem Selbst und mit den Objekten, zeigt die folgende Aufzählung:

Anorexie – Patientinnen zeigen meist eine strukturelle Vulnerabilität mit mäßigem Integrationsniveau

1. *Affekterleben und Affektdifferenzierung:* Anorexie-Patientinnen sind oft aufgrund ihrer habituellen Affektvermeidung wenig in der Lage, inneres Erleben differenziert wahrzunehmen und zwischen verschiedenen Gefühlen (Angst, Ärger, Trauer, Langeweile, Widerwillen) zu unterscheiden.
2. *Impulssteuerung:* Anorexie-Patientinnen erleben ihre eigenen affektiven Impulse oft als schlecht, kritisieren sich streng dafür und sind darauf konzentriert, diese entweder auszublenden oder durch körperliche Aktivitäten zu „binden".
3. *Selbstwertregulierung:* Es besteht eine hohe Kränkbarkeit, die sich in Selbstentwertung und raschem Rückzug ausdrücken kann.
4. *Körperselbst:* Die emotionale Wahrnehmung des eigenen Körpers ist mehr oder weniger verzerrt (Körperbildstörung) und von Unsicherheit und Selbstentwertung begleitet.
5. *Hilfe annehmen:* Trotz großer Bedürftigkeit ist es vielen Anorexie-Patientinnen unmöglich, Hilfe durch andere anzunehmen oder zu erbitten. Es besteht eine Tendenz zur Selbstüberforderung.
6. *Bindungen lösen:* Durch die unterschwellige Objektabhängigkeit (trotz vordergründiger Autonomie) fällt es Anorexie-Patientinnen schwer, notwendige Ablösungsschritte von wichtigen Primärpersonen (Mutter, aber auch oft Vater) zu vollziehen.

3.4 Therapeutischer Umgang mit dem Fokus

Die oben beschriebenen Foki bieten vielfältige Ansätze für eine daran orientierte Psychotherapie. Beziehungsmuster erlauben die Ergründung subjektiver Wahrnehmung von konflikthaften Situationen („Was genau haben Sie in diesem Streit mit Ihrer Mutter erlebt?"). Es gibt die Möglichkeit, die Wahrnehmung auf andere Beteiligte zu erweitern („Wie finden es Ihre Eltern, wenn Sie sie so hingabevoll bekochen?"). Konfliktthemen können basal und in abwehrbetonten Konstellationen angesprochen werden („Was ist Ihnen im Leben besonders wichtig? Wie verhalten Sie sich gegenüber anderen, wenn Sie sich schämen?").

Strukturelle Beeinträchtigungen können aufgegriffen und unterstützend gemildert bzw. abgebaut werden („Wenn ich versuche, mich in Sie hineinzuversetzen, dann würde ich mich an dieser Stelle ziemlich einsam fühlen. Vermutlich haben Sie Angst, abgewiesen zu werden, wenn Sie um Hilfe bitten? Was würde Ihnen helfen, eine realistischere Sicht Ihres Körpers zu bekommen?").

Der Behandlungsfokus sollte die Pathologie des Essverhaltens einbeziehen

Da Anorexie-Patientinnen Beziehungen in besonderer Weise auch über ihre Symptomatik gestalten, empfehlen wir, den individuellen Therapiefokus auch von der anorektischen Symptomatik ausgehend zu beschreiben. Der Fokus sollte so formuliert sein, dass er die spezifische Pathologie des Essverhaltens mit oft unbewussten konflikthaften Themen und Interaktionen verbindet. Hierfür werden in der gesamten Therapie, besonders aber am Anfang, Veränderungen des Gewichtes bzw. des Essverhaltens im Hinblick auf ihre Wirkung und Bedeutung für die Patientin selbst sowie ihr psychosozi-

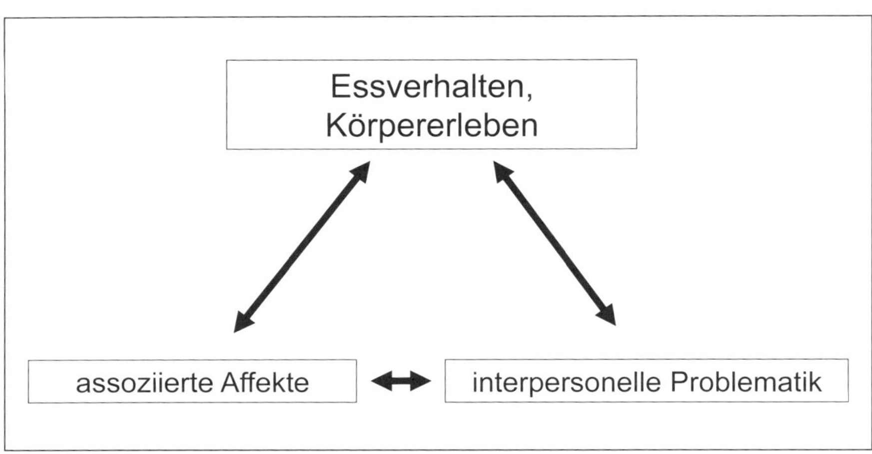

Abbildung 2: Dreieck zwischen Psychopathologie, Beziehungsdynamik und begleitender Affekte

ales Umfeld reflektiert. Das therapeutische Vorgehen sollte dabei immer wieder auf das Dreieck zwischen interpersoneller Problematik, Essverhalten bzw. Körpererleben und assoziierter Affekte zentrieren (vgl. Abb. 2).

Zusammenhang zwischen Essverhalten und Gestaltung der therapeutischen Beziehung sollte beachtet werden

Neben dem Einfluss der Erkrankung auf das Beziehungsgefüge zu den Eltern und anderen Bezugspersonen sind insbesondere auch Bezüge zwischen der Entwicklung der Nahrungsaufnahme und Gestaltung der therapeutischen Beziehung zu beachten und zu thematisieren. Dabei ist es in der Regel ausreichend und meist auch effektiver, an Beispielen im Hier und Jetzt zu arbeiten und auf bedeutsame Zusammenhänge mit früheren Erfahrungen lediglich in Einzelfällen zu verweisen.

Interventionsbeispiele

Therapeutin (Th.): „Wie hat Ihr Umfeld, haben Ihre Eltern, Geschwister auf die Gewichtsabnahme reagiert?"

Th.: „Was bedeutet die Nahrungsverweigerung für Sie?"

Th.: „Wie würden Ihre Eltern auf den Gewichtsverlust reagieren, was würden sie sagen?"

Th.: „Sehen Sie Parallelen im Beziehungsverhalten zwischen Ihren Eltern und Ihnen und unserer therapeutischen Beziehung? Können Sie diese Parallelen beschreiben?"

4 Behandlung

4.1 Therapeutisches Setting

Das vorliegende Manual zur ambulanten fokalen psychodynamischen Psychotherapie der Magersucht orientiert sich mit 40 bis 50 Sitzungen an der Dauer ambulanter Behandlungen gesetzlich versicherter Patienten in Deutschland. Das Manual wurde im Rahmen der bereits erwähnten kontrollierten Studie für diesen Umfang konzipiert. Es lässt sich in Abhängigkeit von der Schwere und der Dauer der Erkrankung eine Verlängerung der phasendefinierten Therapie auf 100 Sitzungen vornehmen.

Zur Stimulation des therapeutischen Beziehungsaufbaus sollten anfangs zwei Sitzungen pro Woche angeboten werden

Zum Aufbau eines therapeutischen Arbeitsbündnisses wird empfohlen, in den ersten 2 Monaten 2 Sitzungen pro Woche durchzuführen. In den Monaten 3 bis 9 ist eine Behandlungsstunde pro Woche vorgesehen. Die Abschiedsphase stellt aufgrund der Psychodynamik der Patientinnen eine besondere Herausforderung dar. Vor diesem Hintergrund wird empfohlen, zum Behandlungsende die Sitzungsfrequenz z. B. auf eine Behandlungsstunde alle 2 Wochen zu reduzieren.

4.2 Therapeutischer Rahmen

Therapeutischer Rahmen vermittelt Halt und Sicherheit

Nicht nur im stationären Setting, sondern auch in der ambulanten Therapie, trägt ein therapeutischer Rahmen im Sinne von Behandlungsvereinbarungen zum Gelingen der Therapie bei. Dieser vermittelt Sicherheit, unterstützt die Gewichtszunahme und erleichtert die Auseinandersetzung mit negativen Affekten und dem ubiquitären Kontrollthema. Typische Vereinbarungen betreffen das Gewicht, die Mahlzeitenstruktur sowie medizinische Begleituntersuchungen.

Angestrebt wird eine regelmäßige Mahlzeitenstruktur mit drei Haupt- und drei Zwischenmahlzeiten. Durch das meist länger bestehende restriktive Essverhalten fällt es Anorexie-Patientinnen anfangs schwer, normale Portionsgrößen zu sich zu nehmen. Es ist deshalb naheliegend, das Essen auf mehrere kleinere Mahlzeiten zu verteilen. Vorübergehend kann auch, bei erfolgreicher Kooperation, hochkalorische Trinknahrung unterstützend eingesetzt werden, bis sich das Verdauungssystem an größere Nahrungsportionen gewöhnt hat. Über allgemeine Empfehlungen zur Ernährung und vor allem auch der Portionsgrößen kann sich die Patientin anhand des Ernährungsleitfadens informieren (vgl. S. 102 ff. im Anhang). Die körperliche Situation von Anorexie-Patientinnen erfordert im Allgemeinen eine ärztliche Begleitung der Therapie. Vorstellungen beim (Haus-)Arzt einschließlich laborchemischer Verlaufskontrollen sollten mindestens einmal alle 2 Monate durchgeführt werden, in Abhängigkeit von typischen Risikokonstellationen (z. B. ausgeprägtes „Purging", d. h. Nutzung von Abführmitteln, Entwässerung etc.) auch häufiger (Friederich, 2008). Eine Einschätzung des medizinischen Risikos sollte sich an aktuellen klinischen Empfehlungen orientieren (Treasure et al., 2010).

Zu Beginn der Therapie sollte mit den Patientinnen besprochen werden, dass Ärztinnen und Therapeutinnen nicht verhindern können, dass getroffene Vereinbarungen hintergangen werden. Es wird dennoch ein verantwortlicher Umgang der Patientin mit gemeinsam getroffenen Absprachen angestrebt. Dies bedeutet auch, dass einer unangemessenen Idealisierung der Therapie (einschließlich des damit einhergehenden Ohnmachtserlebens) vorgebeugt wird. Dies ist meist eine Entlastung für die Patientinnen, da sie die Macht der Therapeutin weniger fürchten müssen.

Umgang mit dem Gewicht

Therapiebarometer Gewicht

In der Magersuchtbehandlung ist das Körpergewicht und dessen Verlauf ein hilfreiches und wertvolles Therapiebarometer. Intrapsychische und interpersonelle Konflikte werden von Anorexie-Erkrankten über die Muster der Essstörung, also z. B. über Hungern und Purging-Verhalten reguliert. Eine Voraussetzung für die Bearbeitung zugrunde liegender Ängste, Affekte und Konflikte ist somit der Verzicht auf die „Symptomhandlungen". Ferner führen die Gewichtsabnahme und das Untergewicht zu einer „emotionalen Taubheit" (Brockmeyer et al., 2012). Anorexie-Patientinnen nehmen für den Preis der emotionalen Sicherheit bereitwillig in Kauf, dass auch positive Emotionen weniger intensiv wahrgenommen werden können. Somit ist für die Aktivierung der in der Fokusformulierung angesprochenen konflikthaften Beziehungskonstellationen, Emotionen und Wünsche eine Gewichtszunahme unabdingbar.

Zentrale Behandlungsziele: Normalisierung des Essverhaltens und des Körpergewichtes

Die Normalisierung des Essverhaltens und des Körpergewichtes sind also zentrale Behandlungsziele. Es gilt: „Die Normalisierung des Essverhaltens ist nicht alles, aber ohne diese ist alles nichts" (Schors & Huber, 2003). Die Patientin sollte in einer aktuellen Behandlung zum Monitoring des Gewichtes einmal pro Woche jeweils vor der Therapiesitzung gewogen werden. Das wöchentliche Gewichtsziel wird auf 400 bis 600 g (keinesfalls mehr als 1 000 g) festgelegt. Die Dokumentation des Gewichtsverlaufs erfolgt in einer Gewichtskurve, die von der Patientin geführt wird (vgl. S. 101 im Anhang). Das Gewicht sollte am Anfang und bis zum Erreichen einer signifikanten Gewichtszunahme (z. B. ≥ 1 BMI-Punktwert) zur Eröffnung jeder Sitzung thematisiert werden. Das Gewichtsziel der Gesamtbehandlung sollte entsprechend der Empfehlungen der WHO auf 18,5 kg/m² festgelegt werden. Ferner wird mit der Patientin vorab vereinbart, dass bei anhaltendem Unterschreiten (z. B. ≥ 2 Wochen) eines BMI von 15 kg/m² die Notwendigkeit einer stationären Behandlung besteht. Diese Vereinbarung erleichtert den Umgang mit negativen Gewichtsentwicklungen.

Insbesondere in der Anfangsphase der Therapie umgibt die Themen Körpergewicht und Essverhalten meist eine Atmosphäre der Heimlichkeit und der „bewussten Täuschung" (Bruch, 1980). Das Hintergehen therapeutischer Vereinbarungen sollte von Therapeutenseite offen angesprochen werden und nicht vorschnell zum Abbruch der Therapie führen, da dieses Verhalten für die Patientin Ausdruck von Autonomie und Unabhängigkeit darstellt bzw. der Vermeidung von Beschämung dient: „Beim Essen kann ich selbst bestimmen, da geht es nur um mich"; „Beim Essen und Erbrechen war ich mein eigener Herr, da musste ich keine Abstriche machen".

In der Beurteilung des Ernährungsstatus sollten neben dem Körpergewicht auch andere Parameter berücksichtigt werden

Häufig zu beobachten sind vorgetäuschte Motivationsbekundungen, zunehmen zu wollen, das Verstecken einer Gewichtsabnahme durch das Tragen weiter Kleidung sowie Manipulationen des Gewichtes beim Wiegen. Insbesondere das Wiegen ermöglicht durch vermehrte Flüssigkeitsaufnahme bzw. fehlende Blasenentleerung sowie den Versuch, mit „versteckten Gewichten" zu arbeiten, einen erheblichen Manipulationsspielraum. Aus diesem Grund sollte man sich bei der Beurteilung des Ernährungs- und Gewichtsstatus nicht ausschließlich auf das Gewicht verlassen, sondern auch den Muskelstatus, Hautbefund und kardiovaskuläre sowie laborchemische Parameter mit einbeziehen (Friederich, 2008).

Anorektikerinnen argumentieren regelmäßig, dass für die Arbeit am Gewicht zunächst eine Stabilisierung der psychischen Gesamtsituation durch Psychotherapie erforderlich sei. Dies ist als Vermeidung der Konfrontation mit schmerzhaften Gefühlen der Ohnmacht verstehbar und sollte entsprechend verständnisvoll, aber entschieden beantwortet werden. Ohne Gewichtszunahme gibt es keine erfolgreiche Therapie.

Patientinnen mit einer Essstörung verfügen häufig über therapeutische Vorerfahrungen, in denen sie bereits ein Verständnis für psychodynamische Zusammenhänge ihrer Erkrankung gewonnen haben. Dieses Wissen kann nicht nur zur Genesung, sondern auch zur Verfestigung der Abwehr und zur „Blendung" der Therapeutin eingesetzt werden. Auch dies unterstreicht die entscheidende Rolle des Gewichtstatus und -verlaufs als Therapiebarometer.

4.3 Allgemeine Therapieprinzipien

4.3.1 Grundzüge der psychodynamischen Therapie

Das psychodynamische Vorgehen fokussiert neben den beschriebenen Anorexie-spezifischen Aspekten vor allem auf konflikthafte Beziehungsthemen sowie auf strukturelle Einschränkungen der Emotionsverarbeitung, die ihrerseits zur Störung von Beziehungen führen. Im Folgenden werden typische psychodynamische Interventionen aufgeführt (vgl. auch Thomä & Kächele, 2006; Wöller & Kruse, 2006).

Thematisierung konflikthafter Beziehungsthemen

Allgemeine psychodynamische Interventionsprinzipien

- Respektvolle, empathische, akzeptierende und abstinente (d. h. nicht an eigenen Interessen orientierte) Grundhaltung der Therapeutin
- Fördern des „freien Sprechens" bei der Patientin
- Einfühlen in inneres Erleben von Affekten und Ängsten und deren Verbalisierung
- Thematisieren von inakzeptablen Gefühlen
- Zentrieren auf interpersonelle Beziehungen, insbesondere sich wiederholende ungünstige Beziehungsmuster (vgl. auch Kapitel 3.3.1)
- Verknüpfung aktuellen und vergangenen Erlebens
- Verdeutlichen von symptomauslösenden Situationen
- Erarbeiten eines alternativen Verständnisses konflikthafter Situationen
- Beachten habitueller Abwehrmechanismen und deren angemessene Thematisierung (z. B. angesichts Vermeidung schwieriger Themen in der Therapie)
- Aufklären über medizinische Komplikationen und Konsequenzen der Erkrankung
- ggf. vorsichtige Erarbeitung un- bzw. vorbewusster Wünsche, Impulse und Befürchtungen (u. a. durch Arbeit an Träumen)
- ggf. Thematisierung von Spannungen in der therapeutischen Beziehung (Wünsche und Befürchtungen gegenüber der Therapeutin)

4.3.2 Umgang mit Übertragungs- und Gegenübertragungsdynamik

Die Beziehungsgestaltung mit der Therapeutin lebt von der Spannung zwischen Entfaltung und Individualität (kann u. a. als Widerstand und Rebellion gegen die Therapie in Erscheinung treten) und den Regeln und Begrenzungen durch die Therapie (die von der Therapeutin gehalten werden). Aus therapeutischer Sicht lässt sich dieser Interaktionskontext am ehesten als

Gratwanderung zwischen Autonomie gewähren und Übernahme der Fürsorge

„Gratwanderung" beschreiben, die eine hohe Flexibilität der Therapeutin erfordert, um den Wechsel zwischen bedürftigen Wünschen und Autonomiebestrebungen auszubalancieren (vgl. u. a. Reich, 2010b).

Das in Kapitel 3.3.1 dargestellte Beziehungsmuster macht verständlich, welche Schwierigkeiten zu Beginn einer Psychotherapie überwunden werden müssen, denn auch die therapeutische Situation befördert ein Gefühl von Ohnmacht und verstärkt somit Impulse von Rückzug und Selbstkontrolle. Dies löst im Gegenüber vielfältige Reaktionen aus.

Für den Therapieerfolg ist nach psychodynamischer Auffassung deshalb besonders bedeutsam, wie Therapeutinnen mit dem, durch den Rückzug und die „Gegenwehr" der Patientinnen ausgelösten, unausweichlichen eigenen Ohnmachtserleben umgehen. Dieses gilt es immer wieder auszuhalten, ohne, über die beschriebene Rahmensetzung hinaus, zu viel (Gegen-)Druck auf die Patientin auszuüben. Der geduldige Umgang und eine Balance von gewährendem Verständnis und klarer Grenzziehung ermöglicht der Patientin basales zwischenmenschliches Lernen. Immer wieder muss man sich die Schwere und Widersprüchlichkeit der anorektischen Erkrankung vergegenwärtigen und ggf. den Maßstab des Therapieerfolgs anpassen. Auch kleine Fortschritte sollten ausreichend beachtet und gewürdigt werden. Dies kann im Einzelfall auch lediglich ein Gefühl von verbesserter Atmosphäre oder auch sogar nur von reduziertem Ärger im Kontakt zur Patientin sein. Manchmal gelingt es erst im Abstand der Supervisionssituation, diese geringfügigen Entwicklungsschritte herauszuarbeiten.

Typische Gefahren für ein Agieren aus der Gegenübertragung sind, dass ein zu starkes Bemühen „zu helfen" von der Patientin als Signal von „Bedürftigkeit" seitens der Therapeutin erlebt wird. Dies verunsichert und löst Abwehr und verstärkte Machtkämpfe aus.

4.3.3 Arbeit am Körperbild

Das Körpererleben ist eng geknüpft an das Selbstwerterleben und assoziierte Affekte

Eine Besonderheit bei der Anorexie ist das beeinträchtigte Körpererleben (bis hin zur Körperbildstörung). Es ist wichtig, das Körperbild und die Fantasien über den Körper und seine Funktionsweisen zu thematisieren (Röhricht, 2008). Die Aufnahme der Nahrung sowie der Weg der Nahrung durch den Körper wird von der Patientin sehr intensiv erlebt und ist begleitet von intensiven Gefühlen, wie z. B. der Angst, dick zu werden oder auch einem Ekelgefühl in Verbindung mit der Nahrungsaufnahme und Verdauung. Gelegentlich finden sich auch „primitive" bzw. kindliche Konfusionen zwischen der Verdauung und sexuellen Fantasien. Um sich besser in die Patientin hineinversetzen zu können, kann es hilfreich sein, sich selbst mit dem Weg der Nahrung durch den Körper erlebnismäßig auseinanderzusetzen, die Nahrungspassage zu visualisieren und die Aufmerksamkeit auf körperliche Reaktionen zu fokussieren.

Essen erinnert die Patientin daran, dass sie einen Körper hat. Arbeit am Körperbewusstsein ist eine wesentliche Voraussetzung für die darauf aufbauende Arbeit am Selbstbewusstsein. Beim Erleben des Körpers geht es um das ganz elementare Erleben der Beziehung zu sich selbst. Körperpsychotherapie bei Magersüchtigen ist mit Körperwahrnehmungsübungen oder mit auf den Körper bezogenen Imaginationsaufgaben auch im Einzelsetting einer ambulanten Behandlung durchführbar. Das Wahrnehmen von Körperausdruck, Körperbewegungen, Atmung und Körperempfindungen sollte gezielt in den therapeutischen Prozess integriert werden. Ferner kann der Zugang zum Körper durch gezielte Übungen zum Einfluss der Körperhaltung und Körperposition auf die Selbstwahrnehmung bzw. das emotionale Befinden unterstützt werden. Imaginationsaufgaben zur Wahrnehmung der eigenen Körperdimension in Abhängigkeit von der Stimmung und der Nahrungsaufnahme sind ebenfalls wertvolle therapeutische Interventionen zur Verbesserung der Selbstwahrnehmung. Ferner ermöglichen sie der Patientin, am „eigenen Leib" zu erfahren, wie sehr ihre Körperwahrnehmung durch emotionale Faktoren beeinflusst wird.

Der „Körper" sollte in die Therapie einbezogen werden

Mit der Patientin sollte daran gearbeitet werden, eine empathische und freundliche Beziehung zum eigenen Körper aufzubauen. Dies schließt eine sukzessive Reduktion des selbstschädigenden Verhaltens ein. Hierzu zählen neben der restriktiven Nahrungsaufnahme die Überstrapazierung des Körpers durch exzessives Sporttreiben bzw. der Missbrauch von Laxanzien und Diuretika. Ferner wird der Körper einer ständigen Kontrolle unterworfen durch Wiegen und „Body checking". Diese Verhaltensweisen sollten gezielt thematisiert und deren schrittweise Reduktion angestrebt werden.

Anorexie-Patientinnen zeigen eine verzerrte Körperwahrnehmung. Hierbei ist nach derzeitigem Erkenntnisstand nicht von einem primären Defizit in der perzeptiven Wahrnehmung auszugehen, sondern es wird von einer gestörten affektiven Modulation der Körperwahrnehmung ausgegangen. Diese resultiert in einer massiven Unzufriedenheit mit dem eigenen Körper. Dieses Körpererleben ist eng mit der Selbstvorstellung der Patientin verbunden. In Bezug auf die Unzufriedenheit mit dem eigenen Körper sollte mit der Patientin erarbeitet werden, dass Zufriedenheit mit dem Körper nicht nur an Gewicht und Figur geknüpft ist. Es bietet sich an, mit symbolischen Deutungen der verzerrten Körperwahrnehmung zu arbeiten. Körperwahrnehmungen können somit nicht selten der Einstieg in abgewehrte Gefühlswahrnehmungen und Konfliktthemen sein. Beispiele für Interventionen sind:

Interventionsbeispiele: Unzufriedenheit mit dem Körperbild

Th.: „Was möchte Ihnen Ihr Körper mitteilen?"

Th.: „Welche Botschaft würde Ihr Körper geben, sofern er eine Stimme hätte?"

4.3.4 Einbezug der Familie (Das orientierende Familiengespräch)

Der folgende Abschnitt bezieht sich auf die mögliche teilweise Einbeziehung der Primärfamilie, vor allem bei jüngeren Patientinnen. Er soll keinesfalls die ausführlichen Darlegungen familientherapeutischer Interventionen ersetzen. Hierzu existiert eine ausgedehnte und hilfreiche Literatur (Palazzoli et al., 1999; Reich, 2003; Weber & Stierlin, 2003).

Die Einbeziehung der Familie, auch im Rahmen eines einzeltherapeutischen Vorgehens, ist bekanntlich von herausragender Bedeutung bei der Anorexie. Deshalb war sie in einem begrenzten Rahmen auch Bestandteil der ANTOP-Studie. Die hier gemachten Vorgaben sollen deshalb kurz dargestellt werden.

Das orientierende Familiengespräch dient u. a. der Identifizierung aktueller Beziehungskonflikte

In einem orientierenden Familiengespräch stehen meist zunächst diagnostische Aspekte im Vordergrund. Mithilfe des Gespräches werden aktuelle Beziehungskonflikte mit den Bezugspersonen aufgedeckt und für den weiteren therapeutischen Prozess nutzbar gemacht. Dies ist besonders wertvoll, weil das Fehlen stabiler innerer Objektrepräsentanzen, z. B. in der Gruppe stärker strukturell gestörter Anorexie-Patientinnen, in der Individualtherapie häufig zur Harmonisierung und somit zur Bagatellisierung konflikthafter Beziehungsfelder führt. In der direkten Auseinandersetzung mit den realen Beziehungspersonen im Rahmen eines orientierenden Familiengespräches ergeben sich somit wertvolle Informationen über intrafamiliäre (ggf. auch die Erkrankung aufrechterhaltende) Beziehungsmuster sowie die Beziehungsgestaltung der Patientin.

Zum Familiengespräch wird die Primärfamilie (Eltern, Geschwister) eingeladen. Das Einladen der Angehörigen ist Aufgabe der Patientin. Ziel ist es, möglichst alle Familienmitglieder der Kernfamilie für das Gespräch zu motivieren, wobei dies keine conditio sine qua non ist und das Gespräch trotz des Fehlens einzelner Mitglieder stattfinden kann.

Sofern ein Familiengespräch mit Angehörigen nicht möglich ist und die Patientin in fester Partnerschaft lebt bzw. verheiratet ist, kann alternativ ein Paargespräch mit dem Partner/Ehemann sowie ggf. mit Kindern stattfinden. Kontraindikationen für ein orientierendes Familiengespräch sind eskalierte familiäre Konflikte z. B. mit Gewaltpotenzial.

Beispiel für den Aufbau eines Familiengespräches

Für die persönliche Begrüßung und das „Ankommen“ sollte ausreichend Zeit eingeplant werden. Idealerweise stellen die Therapeuten zunächst in einer kurzen Sequenz mit jedem einzelnen Familienmitglied einen kurzen persönlichen Kontakt her (Nutzung von „Small Talk"). Bevor über Anlass und Rahmenbedingungen des Gespräches gesprochen wird, sollte jedes Familienmitglied einige wenige, nicht mit der Erkrankung zusammenhängende Sätze mit den Therapeuten gesprochen haben (Wie ist die Familie zum Gespräch gekommen? Welchen (Berufs-)Tätigkeiten geht wer nach? Wer wohnt wie mit wem?).

Zentrales Thema der Eingangsphase ist die Entlastung von Schuldfantasien. Für viele Eltern, Geschwister oder Partner ist die Einladung zu einem Familiengespräch/Paargespräch gleichbedeutend mit der Klärung der Frage, wer Schuld an der Erkrankung der Tochter/Schwester/Partnerin hat.

Die Gesprächseröffnung in Bezug auf die Erkrankung kann dabei unterschiedlich gestaltet werden. Eine Möglichkeit besteht darin, jedes einzelne Familienmitglied nach dem Thema zu fragen, über das es gerne sprechen möchte. Dies kann auch schon mithilfe zirkulärer Fragen geschehen (z. B. wird die Patientin gefragt: „Was glauben Sie, hat Ihr Vater heute als Thema mit in das Gespräch gebracht"). Alternativ können zu Beginn die subjektiven Krankheitsmodelle und -überzeugungen jedes Familienmitgliedes erfragt werden.

Zur Eröffnung des Familiengespräches ist die Technik des zirkulären Fragens hilfreich

Zur „Entschuldung" der Eltern kann auf die multifaktorielle Genese der Erkrankung sowie auf den fehlenden wissenschaftlichen Beleg für eine prototypische Anorexie-Familie hingewiesen werden. Familiäre Aspekte sind dabei vor allem verlaufsrelevant und alle können der Patientin helfen, ihr Problem zu überwinden. Weitere mögliche Themenfelder zur Erkundung des familiären Systems bzw. dysfunktionaler familiärer Muster sind folgende (Geigges, 2003): Charakteristika der Erkrankung im Verständnis der Familie/Partnerschaft; wahrgenommene Bedrohungen der familiären Beziehungen und Zukunftsplanungen, Auswirkungen der Erkrankungen auf das Familienleben und die einzelnen Familienmitglieder; verfügbare Ressourcen.

Während des Gespräches wird den Angehörigen die Möglichkeit gegeben, Fragen zur Erkrankung zu stellen. Allgemein sollte über die potenzielle Lebensbedrohlichkeit, Chronifizierungsgefahr und die Starvationsfolgen informiert werden. Zum Abschluss des Gespräches werden die emotional oft hoch belasteten Eltern/Partner für ihren bisherigen Umgang mit der Erkrankung und bisherige Lösungsversuche wertgeschätzt und gewürdigt. Familiäre Ressourcen werden hervorgehoben und die Selbstwirksamkeit gestärkt. Insbesondere bei jüngeren Patientinnen ist ein therapeutisches Bündnis mit den Eltern sowie das Engagement der Eltern für die Behandlung unerlässlich.

In der Vorbereitung des Gespräches äußern viele Patientinnen Zweifel an Sinn und Nutzen eines solchen Treffens. Im Folgenden werden einige Möglichkeiten genannt, dies aufzugreifen.

Interventionsbeispiele: Zweifel am Familiengespräch

Th.: „Vielleicht haben Sie auch Sorge, was da so hochkommt, auch bei Ihnen selbst, wenn alle hier zusammenkommen?"

Th.: „Was erwarten Sie, wie Ihre Eltern reagieren, wenn Sie sagen, wie es Ihnen wirklich zumute ist?"

Th.: „Unsere Erfahrung ist, dass Probleme und Ängste in Familien häufig nicht hochkommen dürfen. Das Familiengespräch kann eine gute Möglichkeit sein, hierüber zu sprechen."

Trotz oder gerade wegen der häufigen Zweifel ist die Folge des Familiengespräches in vielen Fällen sehr positiv, wie die folgenden Reaktionen von Patientinnen zeigen.

Beispiele: Reaktionen von Patientinnen

Pat.: „Auch das Familiengespräch war wichtig. Mein Vater wollte erst gar nicht mit. Aber es war dann sehr wichtig für mich. Ich habe hier zum ersten Mal gemerkt, dass mich das Verhältnis zu meinem Vater traurig macht. Früher habe ich das immer so hingenommen …"

Pat.: „In meiner Entwicklung habe ich nie gelernt, mich Konflikten zu stellen, ich bin nie wirklich ehrlich gewesen. Beim Familiengespräch ist mir das klar geworden, da habe ich mich wie unter fremden Menschen gefühlt. Vieles wurde bei uns in der Familie nicht angesprochen. Ich habe gelernt, ehrlich zu sein, zu mir selbst und zu anderen. Ich kann jetzt meine Schwäche eher eingestehen und meine Gefühle den anderen zeigen und mitteilen."

Familienarbeit „ohne Familie"

Für den Fall, dass weder ein Familien- noch ein Paargespräch durchgeführt werden kann, wird empfohlen „ohne Familie" mit der Patientin über die Auswirkungen der Erkrankung auf das System Familie zu sprechen.

Vorgehen ohne anwesende Familienmitglieder

Auch ohne die Anwesenheit der Familie lässt sich das zirkuläre Fragen sehr gut nutzen, um die Verknüpfung von Symptomatik und bedeutsamen Beziehungsthemen zu Angehörigen besser zu verstehen (z. B. „Was glauben Sie, vermutet Ihre Mutter als Ursache Ihrer Erkrankung?", „Was würde Ihre Mutter an dieser Stelle sagen?" etc.). Auch Ressourcen und Fähigkeiten, die bedeutsam für den Genesungsprozess der Patientin sind, können über das zirkuläre Fragen erhoben werden. Alternativ oder in Ergänzung zum zirkulären Fragen können auch gestalttherapeutische Techniken zur Anwendung kommen. Die Themenbereiche zur Erfassung der Bedeutung der Erkrankung im System Familie (Geigges, 2003) können so synonym zum Familiengespräch mit Angehörigen bearbeitet werden. Therapeutinnen, die über gute Erfahrungen mit alternativen Techniken und Kommunikationsmitteln verfügen, können diese unterstützend einsetzen (z. B. Familienbrett, Genogramm etc.).

4.4 Allgemeiner Aufbau der Behandlung und Anfangsphase

Das 40 bis 50 Sitzungen umfassende Therapieprogramm lässt sich in die drei Phasen mit den nachfolgend aufgeführten Schwerpunkten gliedern. Diese sollen lediglich als Handlungsorientierung aufgefasst werden. Individuelle Therapien können selbstverständlich in ihrem zeitlichen und inhaltlichen Verlauf erheblich von diesem Aufbau mit idealtypischem Charakter abweichen. Ferner sind die angesprochenen Inhalte nicht auf bestimmte Phasen begrenzt, sondern die Gliederung soll lediglich der Orientierung bezüglich der Schwerpunkte in bestimmten Phasen dienen.

4.4.1 Diagnostik, Arbeitsbündnis und Fokusbildung

Das Eingangsinterview dient der Festlegung des Therapieziels

Am Beginn der Therapie stehen das Eingangsinterview sowie die Ableitung der Therapiefoki nach den Vorgaben der OPD-2 (Arbeitskreis OPD, 2006; vgl. auch Kapitel 3). Der Beginn einer Psychotherapie mit Anorexie-Patientinnen ist häufig gekennzeichnet von fehlender Krankheitseinsicht und meist ausgeprägter Ambivalenz gegenüber der Behandlung. Vor diesem Hintergrund ist eine empathische, stützende, aber auch aktive therapeutische Grundhaltung von besonderer Bedeutung. Am Anfang der Therapie wird mit der Patientin der therapeutische Rahmen besprochen („Paktgespräch“) und es wird, je nach Patientin unterschiedlich intensiv, über das Krankheitsbild und den Ablauf der Behandlung aufgeklärt.

Weiterhin dient die Initialphase der Festlegung therapeutischer Ziele (insbesondere Gewichtsziele, vgl. auch Kapitel 4.2). Dabei sollte von Beginn an betont werden, dass es neben der Gewichtszunahme wesentliche weitere Therapiethemen und -ziele gibt. Dies bezieht sich zum einen auf subjektive Ziele der Patientin, zum anderen auf klassische Therapiethemen, wie die Überwindung ungünstiger Beziehungsmuster.

4.4.2 Therapeutische Grundhaltung

Die Therapeutin sollte die Patientin vor allem in der Anfangsphase aktiv davon überzeugen, dass Therapie notwendig ist

Aufgrund der Ambivalenz gegenüber der Behandlung und der großen Bedeutung der Gewichtszunahme für die Therapie ist in der Behandlung der Anorexie eine „direktive" Grundhaltung der Therapeutin erforderlich. Therapeutinnen sollten Patientinnen aktiv davon überzeugen, dass Therapie notwendig und erforderlich ist. Hierzu zählt auch, die Betroffenen über Risiken und Folgen der Erkrankung aufzuklären. Allerdings zeigt die Erfahrung, dass reine Appelle an das Gesundheitsbewusstsein die Patientinnen oft nicht erreichen. Wertschätzende und anteilnehmende Interventionen sind deshalb besonders wichtig.

Interventionsbeispiele: Supportive Aspekte

Th.: „Es ist einfach schade, wenn Sie aufgrund der Erkrankung nicht studieren können."

Th.: „Ich finde, Sie haben es nicht verdient, dass Sie durch die Erkrankung so einsam werden."

Nicht selten drückt sich die Ambivalenz der Patientinnen am Anfang in längerem Schweigen aus. Dies erfordert unbedingt aktive Interventionen. Dabei können z. B. Wahrnehmungen der Therapeutin probeweise zur Verfügung gestellt werden. Auch Reflexionen über die Probleme des Behandlungseinstiegs können eingestreut werden.

Interventionsbeispiele: Schweigen der Patientin

Th.: „Es fällt Ihnen schwer, hier über Ihre Gefühle zu sprechen?"

Th.: „Was braucht es, damit Sie mir vertrauen können?"

Th.: „Sie wünschen sich, dass andere Ihre Not sehen und Sie nicht nur kritisieren?"

Zusätzlich sollte innerhalb der ersten 4 (bis max. 6) Wochen mit der Patientin vereinbart werden, lediglich das Ausgangsgewicht zu stabilisieren und weder zu- noch abzunehmen. Es ist nach unserer Erfahrung von großer Wichtigkeit für den Aufbau eines Arbeitsbündnisses, am Anfang nicht zusätzlich Druck durch die Empfehlung zur Gewichtszunahme zu erzeugen. Ansonsten besteht die Gefahr, dass man als Therapeutin in die Rolle eines weiteren „Verfolgers" gerät. Ferner sollten die ersten 4 Wochen genutzt werden, die Gewichtszunahme gezielt vorzubereiten: Wie informiert die Patientin ihr soziales Umfeld? An wen wendet sie sich, wenn sie Hilfe, Unterstützung dabei benötigt, ihr Leben zu verändern, wenn die Therapie beginnt, und ihr diese Veränderung schwerfällt? Wie kann sie optimale Voraussetzungen dafür schaffen, dass sie mit den kommenden Herausforderungen gut fertig wird?

Im Kontakt mit der Patientin sollte die implizite Mitteilung sein, dass die Patientin auch noch jemand anders ist, als „diese Anorektikerin". Gut ist es, wenn so langsam ein Gefühl eines „Paktes gegen die Anorexie" entsteht. Die Therapeutin kann so von der Verfolgerin zur Verbündeten werden.

Therapeutische Grundhaltung in der Anfangsphase:

Halt geben, strukturieren, auf anorektisches Verhalten zentrieren, dabei aber expliziten Druck vermeiden. Einfühlen in die natürlichen Ängste der Patientinnen, Verbalisieren des inneren Erlebens. Aushalten eigener Ohnmacht.

4.4.3 Arbeiten am Arbeitsbündnis

Wichtig ist es, in der Anfangsphase ausführlich mögliche Therapiehindernisse zu thematisieren (Angst vor Gewichtszunahme, Angst vor zu starker Abhängigkeit, Angst vor Ohnmacht und Ausgeliefertsein). Hilfreich kann auch die Antizipation dessen sein, wie das Leben in 5 Jahren ohne Anorexie aussehen könnte. Im Anschluss geht es um die Herausarbeitung der Diskrepanz zwischen dem aktuellen und dem angestrebten Zustand.

Die Patientin bewertet es in der Regel positiv, wenn die Therapeutin sich empathisch in die Erlebniswelt und die Paradoxien der Magersucht einfühlt. Aufgrund der Schwere der Erkrankung und des ständigen inneren „Terrors" besteht eine Sehnsucht nach Unterstützung. Der anorektische Modus ist für viele Anorexie-Patientinnen zur „inneren Stimme" geworden, der sie gehorsam folgen und die sie nicht in Frage stellen. Die Destruktivität dieses Lebensentwurfes, der mit emotionaler Verarmung, sozialer Isolierung und körperlicher Auszehrung verbunden ist, wird von den Patientinnen verleugnet.

Der Aufbau eines tragfähigen Arbeitsbündnisses wird durch das Einfühlen der Therapeutin in die anorektische Erlebniswelt unterstützt

Die innere Bewusstheit um die dysfunktionale Rolle des anorektischen Verhaltens ist somit entscheidend für die Behandlungsmotivation. Die Identifizierung und Thematisierung ich-syntoner, proanorektischer Überzeugungen und Gedanken wird im folgenden Kapitel 4.4.4 ausführlich angesprochen.

Therapeutische Interventionen sollten in dieser Phase zunächst darauf abzielen, der Patientin aufzuzeigen, wie viel Macht die anorektische Stimme über sie hat. Im Weiteren kann die Patientin ermutigt und bestärkt werden, mentale Prozesse des Erlebens und Wahrnehmens zu verbalisieren, die im Widerspruch zur anorektischen Erlebniswelt stehen. Sofern die Patientin sehr ambivalent bleibt und keine Fortschritte in der Behandlung erkennbar sind, sollte dies frühzeitig thematisiert werden. Das Arbeiten mit Bildern und Metaphern kann dabei unterstützend wirken.

Interventionsbeispiele: „Innerer Ratgeber" Magersucht

Th.: „Welche Gedanken gehen Ihnen durch den Kopf, wenn Sie darüber entscheiden, ob Sie etwas essen oder nicht?"

Th.: „Gibt es eine Art inneren Ratgeber, der Ihnen die Nahrungsaufnahme verbietet? Was passiert, wenn Sie diesem Ratgeber nicht folgen?"

Th.: „Wie kann es mir gelingen, dass Sie neben der Anorexie als Ratgeber auch mir zuhören bzw. Glauben schenken können?"

Th.: „Was ist notwendig, dass Sie mir so vertrauen wie der anorektischen Stimme in Ihnen?"

Der symbolhafte Ausdruckscharakter der Magersucht sollte für die Therapie genutzt werden

Eine weitere Möglichkeit sind Formulierungen, die metaphorisch Beziehungskonstellationen in einen Kontext von Essen stellen. Dies kann helfen, das ganz auf das (Nicht-)Essen bezogene Primärerleben nach und nach mit einem Beziehungskontext zu verbinden. Es geht darum, das Interesse der Patientin an ihren Wahrnehmungen, Gedanken, Gefühlen zu wecken.

Interventionsbeispiele: Symbolcharakter der Anorexie

Th.: „Wie können Sie wieder „Appetit" auf das Leben bekommen?"

Th.: „Wofür steht das Nicht-Verdauen-, Nicht-Schlucken-Können?"

Th.: „Sie drücken mit Ihrem Gewicht ja auch etwas aus, nämlich die Sorge, nicht wahrgenommen und nicht beachtet zu werden."

Th.: „Vor lauter Druck, den Sie sich selber machen oder den Sie empfinden, haben Sie das Gefühl, sich nur noch immer kleiner, im wahrsten Sinne des Wortes, machen zu müssen."

Th.: „Es drückt sich für Sie in dem Immer-mehr-Abnehmen auch eine Erschöpfung aus, als wollten Sie anderen sagen, dass Sie einfach nicht mehr können …"

Der größte Gewinn und die größte Kraft des „anorektischen Modus" besteht darin, dass die Anorexie die Patientin nie, zu keinem Zeitpunkt, allein lässt. Das Aufweichen bzw. die Aufgabe dieses Modus ist für die Patientin ein großer Verlust und mit heftigen Affekten verbunden. Da die Mechanismen der Aufrechterhaltung des Modus auf allen Ebenen liegen, der psychologischen, der interpersonellen zu Eltern, Geschwistern, Lehrern und Freunden, und der biologischen (z. B. Hungerstoffwechsel), ist ein „Aufweichen" von all diesen Ebenen her nötig.

Die Ambivalenz der Patientinnen sollte dabei als natürlicher Teil der Veränderung angesehen werden. Klar ist aber auch, dass das längerfristige Nebeneinander von gegensätzlichen Gefühlen und Gedanken äußerst belastend ist. Das Bearbeiten der inneren Zerrissenheit auf Patientenseite aktiviert Emotionen und innere Ängste, die für den Veränderungsprozess genutzt werden können. Ziel sollte die Stärkung desjenigen Persönlichkeitsanteils sein, der für eine Gewichtszunahme motiviert ist. Dies erfordert eine hohe Flexibilität auf Therapeutenseite. Hierbei sollte vermieden werden, sich in Argumentationen zu verstricken („tanzen, nicht ringen“). Ferner scheint eine empathische Haltung sowie das Akzeptieren des häufigen „Hin und Her“ als Teil des Veränderungsprozesses wesentlich, da es der Patientin die notwendige Offenheit und Unterstützung ermöglicht, neue Aspekte und Perspektiven im Umgang mit der Erkrankung zu entwickeln.

Ambivalenz ist kein „Zustand zum Verweilen“

Interventionsbeispiele: Ambivalenz

Th.: „Es gibt ja neben der Angst vor dem Gewicht vielleicht noch einen anderen Aspekt. Nur so können Sie den anderen zeigen, dass Sie Hilfe und Zuneigung brauchen, was Ihnen schwer fällt, direkt zu sagen.“

Th.: „Zuzugestehen, dass mit Ihrem Gewicht und Ihrem Körper etwas nicht stimmt, hätte ja auch ängstigende Konsequenzen: Andere sagen dann, was mit Ihnen los ist und was Sie tun sollen ....“

Untersuchungsergebnisse aus der ANTOP-Studie unterstreichen, dass die Auseinandersetzung mit Ängsten und Befürchtungen in der Initialphase für den Behandlungserfolg relevant ist. Das phobische Vermeiden von Emotionen sowie die Beschwichtigung von Problemen mit dem Essen in der Initialphase sind mit einem schlechteren Behandlungserfolg assoziiert (Friederich et al., in Vorbereitung).

Fehlende Krankheitseinsicht in der Anfangsphase ist mit einer ungünstigen Gesamtprognose assoziiert

Fallbeispiel: Affektvermeidung und Verleugnung

Th.: „Welche Gedanken, Gefühle gehen Ihnen durch den Kopf, wenn Sie an den Beginn der Behandlung denken. Gibt es auch Zweifel oder Befürchtungen?“

Pat.: „Nein, ich freue mich auf die Behandlung und hoffe, dass die Behandlung erfolgreich verläuft.“

Th.: „Wie klappt es aktuell mit dem Essen? Wie fühlen Sie sich, wenn Sie Ihr Essen zubereiten, die Nahrung zu sich nehmen?“

Pat.: „Ja, es klappt prima. Ich bereite mir das Essen in der Küche vor und nehme es mit nach draußen auf den Balkon. Bei diesem schönen Wetter ist das Essen im Freien eine Freude.“

Th.: „Essen bedeutet für Sie also Genuss und Freude?"

Pat.: „Ja, das war schon immer so."

Th.: „Gibt es auch eine andere Seite in Ihnen? Eine Seite, für die Essen auch eine andere Bedeutung hat. Was fühlt diese Seite, wenn Sie das Essen zubereiten bzw. eine Mahlzeit einnehmen?"

Pat.: „Ich bereite mir das Essen so zu, dass ich es gerne esse. Die einzige Sache ist, dass ich immer einen Rest übrig lassen muss und es nicht schaffe, den Teller ganz aufzuessen. Warum das so ist, kann ich mir auch nicht erklären …"

Für die Patientin bedeutet Therapie nicht zuletzt auch zu lernen, mit der Angst vor der Zukunft zu leben und über den Verlust an Lebenszeit durch die Erkrankung zu trauern. Aus diesem Grund ist es schon zu Beginn wichtig, die Vor- und Nachteile einer veränderten Zukunft mit der Patientin anzuschauen und dabei zu betonen, dass sie immer Entscheidungsfreiheit hat.

4.4.4 Thematisierung proanorektischer Überzeugungen

Ein gutes Feld zur therapeutischen Annäherung sind im Übrigen die (teils verborgenen) „proanorektischen" Überzeugungen und Gedanken. Welche Zwecke erfüllt die Anorexie für die Betroffenen im „positiven" Sinn? Nach Serpell et. al. (1999) stehen hier emotionale Sicherheit, Kontrollerleben, das Gefühl eigener Attraktivität und eigenen Selbstbewusstseins und das Vermeiden negativer Gefühle weit im Vordergrund (vgl. Abb. 3). Die Erkrankung gibt also emotionale Sicherheit und das Gefühl „besonders" zu sein. Sie hilft Nähe und Distanz zu regulieren. Die Tatsache, dass die Magersucht zu einer Abnahme der Emotionalität und der emotionalen Schwingungsfähigkeit führt, wird von den Patientinnen dabei sowohl positiv als auch negativ bewertet.

Anorexie – Patientinnen erleben ihre Symptomatik als ich-synton

Die angestrebte Parteinahme für die meist weniger prominenten Anorexiekritischen Anteile der Patientin wird durch einen „Brief an die Anorexie" (s. Seite 47) vorbereitet. Das therapeutische Schreiben stößt Selbstreflexionsprozesse an, die für den weiteren therapeutischen Prozess genutzt werden können. Ferner sehen wir es als wertvolles Instrument zur Erfassung der aktuellen Therapiemotivation an, die für die weitere Therapie insbesondere in der Anfangsphase bestimmend ist. Einige typische Themen aus Briefen an die „Anorexie als Feind" sind: das Gefühl, der Erkrankung ausgeliefert zu sein, Ärger und Wut auf die Erkrankung; sozialer Rückzug mit Verlust von Freundschaften und Beziehungen; Aufgabe von Ausbildung, Beruf und Karriere; das Gefühl, die Zeit zu vergeuden, nicht am Leben

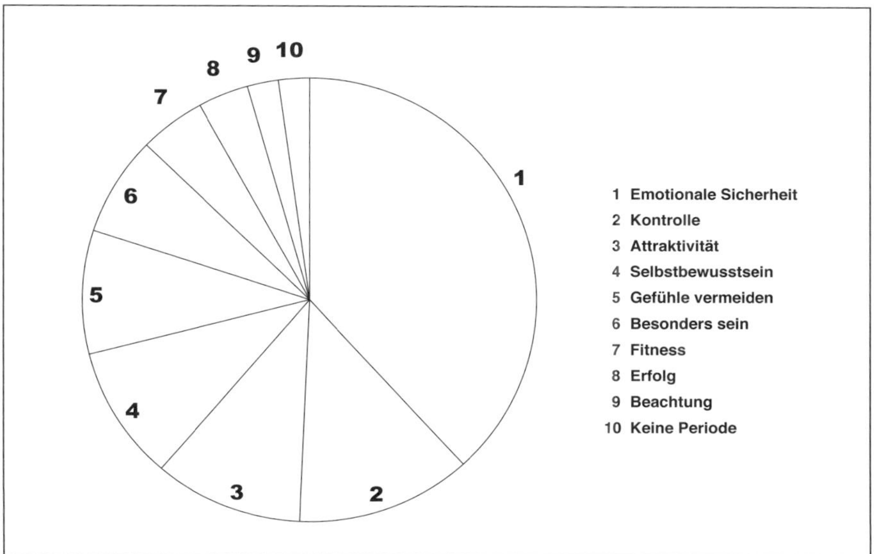

Abbildung 3: Proanorektische Überzeugungen. Die Größe der Kreissektoren repräsentiert die Häufigkeit der wichtigsten proanorektischen Überzeugungen (nur Einfachnennung) in einer Stichprobe von Anorexie-Patientinnen (in Anlehnung an Serpell et al., 1999)

teilzunehmen; aktuelle körperliche Beschwerden sowie Sorge um körperliche Folgeprobleme; seelisches Befinden, depressive Verstimmung, Reizbarkeit; das Gefühl, durch falsche Versprechungen von der Erkrankung „ausgetrickst“ worden zu sein.

Ein Vorteil dieser Intervention besteht darin, dass die Patientin hier die Chance hat, tief verwurzelte Haltungen und Handlungs- und Beziehungsmuster autonom zu identifizieren.

Reflexionsprozesse mit Bezug zur Erkrankung sollten aktiv angestoßen werden

Beispiel für einen Brief an die Anorexie als Freund und Feind

„Liebe Anorexie,

du warst immer für mich da, wenn andere mich im Stich gelassen oder sich von mir abgewendet haben. Du bist ein treuer Begleiter und hast mir sehr geholfen. Andere denken, du schadest mir, aber die Wahrheit ist, dass deine Unterstützung mich gerettet hat. Ohne dich wäre ich ziellos und verloren, wie ein Satellit im All. Du gibst mir etwas, auf das ich mich konzentrieren kann, wenn meine Welt zu zerbrechen droht, und du gibst mir einen Teil der Kontrolle zurück, die ich verloren habe.“

4.4.5 Zentrieren auf Selbstwertproblematik und depressives Erleben

Patientinnen mit geringem Selbstwert zeigen eine erhöhte Drop-out-Rate in Psychotherapien. Vor diesem Hintergrund dienen Interventionen in der Anfangsphase neben dem eben Genannten besonders dem Zweck, bei der Stabilisierung des fragilen Selbstwertes zu helfen. Hierzu gehören insbesondere anerkennende Äußerungen und Verständnis für den hohen Selbstanspruch der Patientin.

Fokussierung auf Selbstwertthematik

Ziel sollte es zunächst sein, negative Selbstüberzeugungen zu identifizieren und zu bearbeiten, da sie einen erheblichen Einfluss auf das Selbstwerterleben nehmen. Negative Überzeugungen bestimmen häufig die Grundlage des Erlebens und Handelns (ich-synton), sodass in einem ersten Schritt versucht werden sollte, diese Überzeugungen ich-dyston werden zu lassen. Dies kann erreicht werden durch das Gegenüberstellen von Gefühlserleben und verstandesmäßiger Beurteilung der negativen Überzeugung. Auch das Einnehmen einer Außenperspektive kann für die Differenzierung zwischen Gefühl und Verstand hilfreich sein. Ferner ist es hilfreich, „Ausnahme-Situationen“ zu erfragen, in denen sich die Patientinnen kompetent und selbstbewusst erlebt haben.

Stärkung positiver Selbstgefühle

Interventionsbeispiel: Umgang mit negativen Überzeugungen

Th.: „Wenn Sie eine andere Person wären und würden sich von außen betrachten, kämen Sie dann auch zu dem Ergebnis, dass Sie nicht liebenswert sind? Wie würden Freunde/Bekannte Sie beurteilen?“

Th.: „Sie berichten, dass Sie sich in dieser Situation klein und hilflos gefühlt haben. Wie beurteilen Sie die Situation rückblickend? Beobachten Sie Unterschiede zwischen dem Gefühl damals und der verstandesmäßigen Beurteilung aktuell?“

Th.: „Wann haben Sie sich zuletzt stark und kräftig im Kontakt mit anderen erlebt?“

Anorexie-Patientinnen zeigen neben einem negativen Selbstbild typischerweise vordergründig (außer beim Essen) überangepasstes, „braves“ Verhalten, eben aus Angst vor negativer Bewertung. Gleichzeitig gibt es aber auch eine negative Wahrnehmung anderer. Sie werden meist als mächtig, dominant und kontrollierend wahrgenommen (vgl. auch Kapitel 2.1.2). Solche Erlebensweisen sind zusätzlich selbstwertdestabilisierend.

Interventionsbeispiel: Überangepasstes Verhalten

Th.: „Wer immer nett ist und sich anpasst, erntet damit nicht unbedingt nur Dank. Sie merken, dass andere Sie eher ausnutzen, aber Sie fürchten die Reaktion anderer, wenn Sie nein sagen. Als wäre dann alles zu Ende."

Des Weiteren regulieren Anorexie-Patientinnen ihren Selbstwert häufig über Leistung und einen hohen perfektionistischen Selbstanspruch. Eine vorsichtige Infragestellung des häufig zu beobachtenden Leistungsstrebens sowie des Strebens nach Perfektionismus sollte taktvoll versucht werden.

Vorsichtige Thematisierung des überangepassten Verhaltens sowie des Strebens nach Leistung und Perfektion

Interventionsbeispiele: Perfektionistischer Selbstanspruch

Pat.: „Nur wenn ich perfekt bin, werde ich geliebt. Ich bin nur etwas wert, wenn ich keine Fehler mache."

Th.: „Es ist schwer mit anzusehen, wie sehr Sie sich unter Druck setzen und von sich quasi verlangen, übermenschlich zu sein."

Th.: „Was würden Sie verlieren, wenn Sie weniger selbstkritisch und leistungsorientiert wären?"

Da die meisten Anorektikerinnen, zumindest dann, wenn Sie sich in Therapie begeben, auch unter ausgeprägten depressiven Verstimmungen leiden, können bewährte Formen der Intervention bei depressiven Krankheitsbildern (z. B. Schauenburg & Hofmann, 2007) auch hier genutzt werden (z. B. hinsichtlich spaltender Schwarz-Weiß-Sichtweisen, selbstbestrafender Tendenzen und bezüglich des Umgangs mit harscher Selbstkritik [„Über-Ich-Pathologie"]).

Merke:

In der Anfangsphase besteht die Hauptgefahr für die Therapeutin darin, sich mit der Patientin in Machtkämpfe insbesondere bezogen auf Essen und Gewicht zu verstricken. In diesen fühlt sich die Patientin zwangsläufig ohnmächtig und unterlegen und entwertet sich dementsprechend innerlich.

4.4.6 Ergänzungen in der Anfangsphase

Am Ende der Anfangsphase kann das in Kapitel 4.3.4 beschriebene Familiengespräch durchgeführt werden. Unserer Auffassung nach sollte das Familiengespräch nicht zu früh erfolgen, sodass die Patientin bereits in der

Lage ist, Bedeutung und Widersprüchlichkeit ihrer Anorexie etwas zu reflektieren.

Ein eigener Aspekt, oft der Anfangsphase, ist die soziotherapeutische Unterstützung (Schule, Beruf etc.) Hier geht es darum, Patientinnen zu unterstützen, sich entsprechende Hilfe auf verschiedenen Ebenen zu holen.

Ferner wird den Patientinnen in der Anfangsphase der Leitfaden mit allgemeinen Grundsätzen einer gesunden, regelmäßigen sowie ausgewogenen Ernährung ausgehändigt (vgl. Anhang auf S. 102 ff.).

Übersicht: Wichtige Interventionen in der Anfangsphase

Supportive Interventionen:
- Therapeutische Beziehung förderlich gestalten (einfühlen, unterstützen, affektives Erleben nicht wertend akzeptieren)
- Probeweise mit der abgespaltenen Lebensseite identifizieren
- Selbstwert stabilisieren (anerkennen, Gewissen entlasten, Ansprüche relativieren)
- Fördern von Situationen, in denen sich die Patientin als Urheberin kompetenten Handelns erlebt
- Patientin wie Therapeutin sollten an eine Remission glauben und über Veränderung sprechen (Achtung: Gegenübertragung der Hoffnungslosigkeit auf Therapeutenseite)

Strukturierende Interventionen:
- Informieren über Risiken und Folgen der Anorexie
- Besprechen proanorektischer Muster und Gedanken
- Motivieren (Briefe an die Anorexie als „Feind und Freund“, 4.4.4)
- Zusammenhänge zwischen Essverhalten, interaktioneller Beziehungsdynamik und assoziierter Affekte analysieren

4.5 Mittlere Therapiephase (Arbeit am Therapiefokus)

Die mittlere Phase dient der Arbeit an den in der Diagnostik und Anfangsphase identifizierten beziehungsdynamischen sowie strukturellen Foki. Voraussetzung hierfür ist ein stabiles und tragfähiges therapeutisches Arbeitsbündnis.

4.5.1 Therapeutische Grundhaltung

Gewichtskontrolle wieder mehr in die Verantwortung der Patientin geben

In der mittleren Therapiephase werden strukturierende und anleitende Interventionen zur Förderung der Arbeitsbeziehung tendenziell reduziert. Die Gewichtsentwicklung wird aber weiter im Auge behalten. Idealerweise kommen grundsätzlich folgende charakteristische psychodynamische Interventionen zum Einsatz:

- Ergründung und Verstehen problematischer Erfahrungen, ggf. auch in der therapeutischen Beziehung (affektive Inhalte thematisieren),
- Unterstützung bei explorativem und ausprobierendem Umgang mit zentralen Schwierigkeiten.

Therapeutische Grundhaltung in der mittleren Phase:

Etwas stärker zurückgenommen, Vermeiden einer kontrollierend-pädagogischen Haltung. Gegebenenfalls langsam Gewichtskontrolle reduzieren, zunehmend affektive Inhalte thematisieren.

4.5.2 Fokussieren auf affektiv-emotionales Erleben

Nach einigen Wochen, unterstützt durch die Gewichtszunahme, spüren die Patientinnen meist, dass sie Gefühle haben, die sie als unerlaubt ansehen und die einen bedrohlichen Charakter annehmen (Anorexie als „Anästhetikum"). Der Umgang und die ständige Beschäftigung mit Nahrung, Körper und Essen sind berechenbar, kontrollierbar und vorhersagbar. Gefühle dagegen sind es nicht. Sie sind möglicherweise überrascht, wie ärgerlich oder auch wütend sie sein können. Zunächst wird der Ärger meist auf das Essen, das Gewicht oder die Figur bezogen erlebt, dabei ist der eigentliche Adressat die Therapeutin, deren Hilfe sie nicht wollen. Die Patientin ist bei Verlassen ihrer kontrollierten Grundhaltung mit der Angst bzw. der Erfahrung konfrontiert, dass sie selbst neidisch, rachsüchtig, gierig etc. sein könnte. An diesem Punkt der Therapie kann es hilfreich sein, mit der Patientin darauf zu schauen, wie sie sich vor Beginn der Anorexie erlebt hat.

Affekterleben intensivieren

Damit die Emotionen in der aktuellen therapeutischen Beziehung möglichst lebendig und affektiv spürbar zum Ausdruck kommen, werden verschiedene Interventionen eingesetzt (vgl. auch Wöller & Kruse, 2006).

Interventionen zur Förderung des affektiv-emotionalen Erlebens

- Spiegeln und Klarifizieren von Affekten
- Angebot von Affektentlastung („Zulassen")
- Intensivierung von Affekterleben („Hineingehen")
- Verbindungen herstellen zwischen Affekten und Beziehungserfahrungen
- Auslöser von Affekten identifizieren
- Zuordnen von Affekten zu Gegenwart und Vergangenheit
- Distanz zu Affekten herstellen

Verknüpfen des Essverhaltens mit dem affektiven Erleben

Fallbeispiel: Einsicht in Zusammenhänge von affektiven Situationen und Essverhalten

Th.: „Es scheint schwierig für Sie zu sein, Probleme anzusprechen, die zwischen Ihnen und Ihren Eltern stehen."

Pat.: „Ja, mhm, genau – es gibt viele Situationen, in denen ich mich nicht traue, meinen Ärger auf meine Eltern zu äußern."

Th.: „Was sind Ihre Befürchtungen? Was könnte passieren, wenn Sie es ansprechen?"

Pat.: „Ich weiß es nicht, darüber habe ich mir bisher keine Gedanken gemacht. Vielleicht, weil ich mir selbst nicht traue und evtl. vorschnell urteile, was meine Eltern verletzen könnte. Ich bin oft so sehr verzweifelt und verärgert, und das dann gegenüber meinen Eltern anzusprechen …"

Th.: „Es scheint, Sie haben die Sorge, Sie könnten Ihre Eltern damit verletzen, ihnen wehtun?"

Pat.: „Ja, teilweise schon. Meine Sorge ist, dass ich in diesen emotional gespannten Situationen nicht objektiv bin und deshalb ist es besser, es nicht anzusprechen."

Th: „Welchen Einfluss haben diese Situationen auf Ihr Essverhalten?"

Pat.: „An diesen Tagen fällt es mir besonders schwer etwas zu essen. Ich bestrafe mich für die heftigen Gefühle, indem ich mir das Essen verbiete."

Th.: „Das heißt, Sie richten die Wut, die zunächst an die Eltern adressiert war, gegen sich selbst und nehmen in Kauf, dass Sie sich durch die Gewichtsabnahme körperlich schaden?"

Pat.: „Mhm, im Prinzip schon."

Th.: „Ihre Eltern scheinen viele Eigenschaften zu haben, die Sie schätzen, aber mit einzelnen sind Sie auch nicht einverstanden. Es ist ja aber normal, dass Sie auch mal nicht einverstanden sind. Wie können Sie dann ihren Ärger auf die Eltern zeigen? Es ist auch wichtig, sich mal abzugrenzen."

Pat.: „Mhm, ja, in bestimmten Punkten möchte ich nicht wie meine Eltern sein …"

Th.: „Ja, das ist eine wichtige und zentrale Frage: Wie möchte ich sein? Das Essverhalten scheint für Sie diesbezüglich ein wertvolles ‚Alarmsignal' zu sein, dafür, dass Sie im Kontakt mit Ihren

Eltern eigene Gedanken und Gefühle nicht zu Wort kommen lassen …"

Fallbeispiel: Affekterleben intensivieren

Thematisierung von inakzeptablen Affekten

Th.: „Sie scheinen sehr aufmerksam zu beobachten, was Sie im Vergleich zu ihrem Freund essen."

Pat.: „Ja, das mache ich, das stimmt. Wenn er mehr isst als ich, dann bin ich beruhigt und habe nicht das Gefühl, dass es zu viel war. Wenn ich jedoch mehr esse als er, dann bin ich sofort beunruhigt und habe das Gefühl, es war viel zu viel, was ich gegessen habe."

Th.: „Wie erleben Sie die Situation, wenn Ihr Freund mal sehr wenig isst? Erleben Sie es so, dass Sie dann wirklich keinen Appetit mehr haben oder dass Sie sich das Essen verbieten, obwohl Sie noch Hunger haben?"

Pat.: „Mir schnürt es da den Hals zu und ich werde traurig oder wütend und habe keine Lust mehr zu essen. Hunger spüre ich in diesen Situationen nicht."

Th.: „Wie lässt es sich verstehen, dass Sie in diesen Situationen so heftig reagieren? Was befürchten Sie?"

Pat.: „Ich weiß es nicht – vielleicht, dass ich an Gewicht zunehme, dass ich nicht mehr aufhöre zu essen?"

Th.: „Es geht also um Kontrolle? Angenommen, Sie würden mehr essen als Ihr Freund, was für ein Gefühl würde dann entstehen?"

Pat.: „Die Angst, gierig zu sein – ein Vielfraß, eine Person, die sich nicht unter Kontrolle hat."

Th.: „Und dann … Wovor haben Sie Angst?"

Pat.: „Ich weiß es nicht …"

Th.: „Wo spüren Sie dieses Gefühl im Körper?"

Pat.: „Im Hals und in den Beinen, als Unsicherheit in den Beinen."

Th: „Bleiben Sie mal bei dieser Unsicherheit in den Beinen. Was für ein Gefühl ist da vielleicht noch?"

Pat.: „Die Angst, schwach und hilflos zu sein, die Angst, ein Versager zu sein."

Th.: „Sie befürchten also, wenn Sie Ihre Angst zeigen, dass Sie dann schwach und hilflos sind? …"

4.5.3 Weitere Arbeit am Beziehungsfokus

Arbeit an maladaptiven Beziehungsmustern

Psychodynamischer Grundgedanke ist bekanntlich, dass spezifische frühe ungünstige Beziehungserfahrungen einen lebenslangen Vulnerabilitätsfaktor darstellen, der im Zusammenwirken mit der genetischen Grundausstattung sowie mit Erfahrungen im weiteren Lebensverlauf für das Auftreten psychischer Erkrankungen verantwortlich ist. Somit geht der Magersucht, wie auch anderen psychischen Erkrankungen, die Wahrnehmung einer inneren oder äußeren Gefahr von Bedrohung innerhalb von Beziehungen voraus. Durch die Bedrohung kommt es zur Entfaltung der typischen maladaptiven Beziehungsmuster, wie sie in Kapitel 3.3.1 beschrieben wurden.

Die Formulierung des beziehungsdynamischen Fokus soll die gezielte Entfaltung der im Fokus definierten relevanten Beziehungsthemen erleichtern. Alle anderen nicht im Fokus definierten Problematiken sollten eher weniger fokussiert werden.

Es sei darauf hingewiesen, dass der Fokus selbst der Patientin versuchsweise mitgeteilt werden und sie selbst seine Stimmigkeit prüfen kann.

Die Interventionen erfolgen in enger Orientierung an den typischen Beziehungsthemen der Anorexie (vgl. auch Kapitel 3.3.1).

Interventionen zur Arbeit am Beziehungsfokus

- Ausdifferenzieren der subjektiven Beziehungswahrnehmung („Was genau meinen Sie mit …“; „Ich habe noch nicht genau verstanden, was Sie da erlebt haben …“)
- Unterscheiden zwischen Fremd- und Selbstwahrnehmung („In dieser Situation haben Sie sich so gefühlt; ich frage mich, wie es X ging?“)
- Herausarbeiten aktiver versus reaktiver Aspekte des eigenen Verhaltens („Haben Sie eher aus Angst so gehandelt oder weil Sie X erreichen wollten?“)
- Bearbeiten verdeckter, teils ambivalenter Paradoxien im eigenen Beziehungsangebot (z. B. Magersucht als dysfunktionales Muster des Wunsches nach mehr Aufmerksamkeit und – elterlicher – Zuwendung, Angst vor Nähe trotz Sehnsucht nach einer Beziehung, sich unterordnendes Verhalten in sozialen Vergleichsprozessen)
- Herausarbeiten der zyklischen Wirkungen des eigenen Beziehungsangebots (self fulfilling prophecy) sowie deren Wirkung auf die Selbstwahrnehmung
- im fortgeschrittenen Stadium verdeckte Wünsche und Befürchtungen bearbeiten
- unter Umständen Beziehungsmuster innerhalb der therapeutischen Beziehung bearbeiten (ggf. Übertragung deuten: „Könnte es sein, dass

es Ihnen hier so schwerfällt, über X zu sprechen, weil Sie fürchten, dass ich Sie dann auch nicht ernst nehme?")

- Therapieziele und Perspektiven anhand des Beziehungsfokus entwickeln (veränderte Beziehungsmuster mit anderen: „Was wäre ein Ziel für Sie hinsichtlich dieser unglücklichen Wiederholungen?")

Thematisierung konflikthafter Beziehungsthemen

Fallbeispiel: Arbeit am Beziehungsfokus

Th.: „Was macht Sie denn so ärgerlich auf Ihre Mutter?"

Pat.: „Ärgerlich bin ich, weil ich in den Augen meiner Mutter immer alles bloß falsch mache. Meine Kinder erziehe ich nicht richtig. Mein Haus sei nicht ordentlich und man müsse sich mit mir schämen, da ich so dünn sei."

Th.: „Mmh (zustimmend) – also Sie haben das Gefühl, Sie bekommen eigentlich immer nur Vorwürfe, egal über welches Thema Sie mit Ihrer Mutter sprechen."

Pat.: „Bei meiner Schwester ist sie nicht so kritisch. Auch wenn wir etwas gleich machen, ist es für meine Mutter nicht das Gleiche."

Th.: „Ihr Gefühl ist, da gibt es auch Unterschiede zwischen Ihnen und Ihrer Schwester. Wie äußern Sie den Ärger, die Wut auf Ihre Mutter?"

Pat.: „Mittlerweile gelingt es mir in einzelnen Situationen, meinen Ärger mitzuteilen, und gerade gestern habe ich zu ihr gesagt, dass sie das überhaupt nichts angehe, wie es bei uns ist."

Th.: „Und wie reagiert Ihre Mutter darauf, wenn Sie ihr das so sagen?"

Pat.: „Dann wird sie gleich wütend. Sie hat dann gleich geantwortet, so könne ich doch nicht weitermachen."

Th.: „Wie ist es denn für Sie, wenn Sie Ihrem Ärger Luft machen?"

Pat.: „Da denke ich einerseits, dass es vielleicht schon etwas direkt und gemein war. Ich glaube, sie schämt sich für meine Erkrankung. Andererseits geht sie das wirklich nichts mehr an, es ist mein Leben. Sie hat sich da nicht einzumischen."

Th.: „Also tut es Ihnen gut oder kommt eher ein schlechtes Gewissen?"

Pat.: „Hinterher kommt schon ein schlechtes Gewissen. Dann würde ich gerne zu ihr auf einen Kaffee rübergehen. Mittlerweile habe ich mich aber schon daran gewöhnt, dass es nicht mehr so ist wie früher. Ich war jetzt schon lang nicht mehr drüben und mittlerweile komme ich ja auch gut so damit klar. Dennoch würde ich gerne hin und wieder mal rübergehen, es muss ja nicht jeden Tag sein. Aber ich weiß, wenn ich es wieder versuche, das wird nicht gut gehen."

Th.: „Was würden Sie sich denn wünschen?"

Pat.: „Dass sie mich und mein Leben akzeptiert, meine Entscheidungen, die ich getroffen habe, anerkennt, die Art, wie ich meine Kinder erziehe, akzeptiert und nicht fortwährend mich als Person kritisiert."

Th.: „Und haben Sie Ihr das einmal gesagt?"

Pat.: „Nein, nicht wirklich."

Th.: „Warum nicht?"

Pat.: „Ja, in diesen Situationen ist sie dann nur wütend."

Th.: „Mhm, Sie haben also die Sorge, es könnte zu noch mehr Streit führen?"

Pat.: „Ich würde wirklich – am liebsten würde ich wegziehen. Aber das ist leichter gesagt wie getan ..."

Th.: „Mhm, das würde bedeuten, weg von Ihren Eltern, um da einen räumlichen Abstand zu schaffen."

Pat.: „Ja (resigniert), aber das würde vermutlich auch nichts ändern."

Th.: „Warum geben Sie Ihrer Mutter so viel Macht über Sie?"

Pat.: „Mhm, das habe ich mich noch nie gefragt."

Th.: „Mein Eindruck ist, dass ein Teil von Ihnen Ihre Mutter auch sehr gern hat. Wie wäre es, wenn plötzlich Ihre Mutter auf Sie zugehen würde, Sie lobt, wie Sie Ihr Leben trotz Erkrankung meistern, und fragt, ob Sie Ihnen etwas helfen kann?"

Pat.: (wird traurig und fängt an zu weinen) „Das habe ich mir immer gewünscht ..."

4.5.4 Strukturelle Beeinträchtigungen

Bei strukturellen Defiziten ist ein stärker strukturbezogenens Vorgehen indiziert

Der Begriff „Strukturelle Beeinträchtigungen" meint, dass der Patientin basale psychische Bewältigungsmöglichkeiten nicht zur Verfügung stehen (vgl. Kapitel 3 zur OPD). Bei anorektischen Patientinnen bleibt oft offen, ob dieses Defizit vor dem Hintergrund erheblicher kindlicher Deprivationen, situativ als Folge des chronischen Hungerns oder aufgrund massiv chronifizierter und innerer Konflikte bzw. verzögerter Entwicklung im Rahmen der Anorexie der Fall ist. Ungeachtet dessen ist es oft sinnvoll, eher davon auszugehen, dass Patientinnen im Rahmen ihrer Einschränkungen bestimmte Dinge nicht „können" und nicht unbedingt, wie bei vielen konfliktbedingten Konstellationen, unbewusst „nicht wollen". So kann eine eher begleitende als konfrontierende Position, wie oben beschrieben, längere Zeit sinnvoll sein. Auf mögliche Intervention bei strukturellen Schwierigkeiten, wie sie in Kapitel 3.3.3 bereits genannt wurden, soll anhand eines kurzen Fallbeispiels eingegangen werden.

Interventionen bei strukturellen Beeinträchtigungen

Fallbeispiel Frau I.

Frau I. ist eine Mittvierzigerin mit verhärmten Gesichtszügen und einer Magersucht vom restriktiven Typus seit der Jugend. Sie stellt sich mit einem aktuellen BMI von 16 kg/m² zur ambulanten Behandlung vor. Die Empfehlung zur Weiterbehandlung erfolgte durch die Klinik, in der Frau I. unmittelbar zuvor aufgrund von extremem Untergewicht (BMI bei stationärer Aufnahme: 11 kg/m²) behandelt wurde. Der aktuelle BMI sei ihr höchstes Gewicht seit dem Beginn der Erkrankung im 13. Lebensjahr. Trotz eines deutlich erniedrigten BMI von 15 kg/m² war es ihr mit medizinischer Hilfe möglich, schwanger zu werden und drei Kinder zur Welt zu bringen.

Der Kontakt mit der Patientin ist zäh, sie kontrolliert das Gespräch und bleibt als Person eher blass und unlebendig. Sie beendet regelmäßig auf eigenen Wunsch den Termin 5 Minuten vor der eigentlichen Zeit. Durch die Übersteuerung ist ein flexibler Umgang mit Wünschen und Affekten deutlich eingeengt. Aggressive Impulse werden durch Selbstentwertung gegen die eigene Person gerichtet oder durch „masochistisch" wirkendes Sporttreiben gebunden. Sie fühlt sich durch ihre drei Kinder, Beruf und Haushalt bei berufsbedingt überwiegend abwesendem Mann massiv unter Druck und überfordert. Es gelingt ihr nicht, adäquat für sich zu sorgen bzw. Hilfe in Anspruch zu nehmen.

Anhand der nachfolgend dargestellten Ausschnitte aus Therapiesitzungen des Fallbeispiels sollen mögliche Interventionen bei strukturellen Defiziten in den Bereichen Affekterleben und Affektdifferenzierung, Impulssteuerung, Selbstwertregulierung, Hilfe annehmen, und Bindung lösen aufgezeigt werden.

Fallbeispiel Frau I.: Affekterleben und Affektdifferenzierung

Th.: „Die Gewichtskurve zeigt für die letzten 3 Monate mehrere Episoden, in denen Sie vorübergehend 2 bis 3 kg an Gewicht abgenommen haben. Können Sie sich erinnern, was in diesen Phasen anders war?"

Pat.: „Mhm, nein, keine Ahnung."

Th.: „Könnte es sein, dass diese Episoden eine zeitliche Übereinstimmung mit den Geschäftsreisen ins Ausland von Ihrem Mann aufweisen?"

Pat.: „Lassen Sie mich mal überlegen. Ja, das passt vom Datum ziemlich genau."

Th.: „Bei mir löst das ein Gefühl von Überforderung aus, wenn ich mir vorstelle, wie Sie das alles alleine regeln, wenn Ihr Mann im Ausland unterwegs ist."

Pat.: „Das macht kaum einen Unterschied, da mein Mann sonst auch sehr lange arbeitet und meist nur zum Schlafen nach Hause kommt."

Th.: „Mhm, bezogen auf Ihr Essverhalten scheint es einen Unterschied zu geben. Ich meine, es könnte wichtig sein herauszufinden, was es damit auf sich hat."

Pat.: „Ich kann da keine Zusammenhänge sehen."

Th.: „Ich habe den Eindruck, dass Sie immer dann nichts essen und viel Sport treiben, wenn Sie sich allein und überlastet fühlen."

Pat.: (misstrauisch) „Habe ich bisher nicht darauf geachtet."

Th.: „Vielleicht ist es Ihnen wichtig, selbstständig, unabhängig zu sein und es alleine ohne fremde Hilfe zu schaffen? Ich erinnere mich an eine Patientin, der es ähnlich erging wie Ihnen. Am Ende der Behandlung teilte sie mit, dass sie sehr erleichtert sei, nicht mehr nur die Starke sein zu müssen, die alles alleine kann. Jahrelang habe sie abgestritten, dass sie die anderen brauche. In Beziehungen sei so mehr Nähe entstanden. Das sei etwas sehr Schönes gewesen. Ich glaube, auch bei Ihnen gibt es einen inneren Anteil, der sich Unterstützung und Nähe zu anderen wünscht …"

Die kurze Fallvignette verdeutlicht eine fehlende Wahrnehmung der eigenen Bedürftigkeit und Überforderung als Beispiel für die häufig anzutreffende Affektvermeidung und eingeschränkte Affektdifferenzierung dieser Patientin.

Affektphobie bearbeiten

Hilfreiche allgemeine Interventionen zur Förderung des Affekterlebens sowie der Affektdifferenzierung sind das Spiegeln von Emotionen, das Zur-Verfügung-Stellen eigener Affekte der Therapeutin oder auch von Fremdbeispielen und die detaillierte Analyse von Zusammenhängen bestimmter situativer Bedingungen und dem Essverhalten, wie in der kurzen Vignette dargestellt.

Übersteuerte Selbstregulation taktvoll in Frage stellen

Fallbeispiel Frau I.: Impulssteuerung

Th.: „Jetzt sind Sie wieder ganz bei den Kindern und weg von Ihren eigenen Wünschen und Bedürfnissen. – Feiern Sie denn dieses Jahr Ihren Geburtstag?“

Pat.: „Ja, also ich hab schon mal das Datum angeguckt. Mein Geburtstag liegt dieses Jahr mitten in der Woche. Aber ich will nicht vorher einladen, sondern wer an mich denkt, der kann kommen.“

Th.: „Wie ist es für Sie, wenn eine gute Freundin Ihren Geburtstag vergisst und sich nicht meldet?“

Pat.: „Ja, es wäre mir am Liebsten, nicht zu erfahren, wer nicht angerufen hat, oder erst gar nicht da zu sein. Ich wäre ihr nicht böse, aber ich würde gleich denken: Mensch, die hat mich vergessen? Es ist schon schön, wenn einem zum Geburtstag gratuliert wird. Also, das ist immer etwas zwiespältig bei mir.“

Th.: „Nun, das klingt, als nehmen Sie zwei Bedürfnisse wahr, die im inneren Widerspruch stehen. Ein Teil in Ihnen möchte Geburtstag feiern und Freunde einladen und der andere lehnt es ab und hat möglicherweise Sorge, durch andere enttäuscht und verletzt zu werden.“

Pat.: „Feiern Sie denn Ihren Geburtstag?“

Th.: „Jetzt lenken Sie von sich ab. Es scheint, es fällt Ihnen sehr schwer, mit mir über diesen inneren Widerspruch zu reden?“

Pat.: „Ja, schon.“

Th.: „Vielleicht können wir uns zunächst dem Bedürfnis widmen, das Ihnen vertrauter ist – einverstanden?“

Pat.: „Einverstanden.“

Th.: „ Was liegt Ihnen im Moment näher, den Geburtstag zu feiern oder nicht zu feiern?

Pat.: „Den Geburtstag nicht zu feiern.“

Th.: „O. K., schauen wir uns zunächst dieses Bedürfnis an. Versuchen Sie sich bitte selbst zu beantworten, warum Sie ihren Geburtstag lieber nicht feiern …“

Der Patientin fällt es schwer, sich den Wunsch zu erfüllen, mit Freunden ihren Geburtstag zu feiern. Generell zeigen Anorexie-Patientinnen meist eine Tendenz zur Übersteuerung, sodass Triebwünsche und Affekte durch vermehrte Selbstkontrolle abgewehrt werden. Hierdurch ist die Interaktions- und Kommunikationsmöglichkeit mit anderen meist eingeschränkt. Ziel der Interventionen ist es, die Wahrnehmung eigener Handlungsintentionen und innerer Widersprüche zu fördern sowie eine innere Kompromissfähigkeit zu erarbeiten.

Umgang mit negativen Introjekten

Fallbeispiel Frau I.: Selbstwert regulieren

Pat.: „Jetzt fällt es mir wieder ein: „lebensuntauglich". Das war der Ausdruck meiner Mutter. Ich sei lebensuntauglich. Und damit hat sie in gewisser Weise auch Recht."

Th.: „Das ist ein hartes Urteil aus dem Mund der eigenen Mutter. Wenn Sie diesen Satz hören, der Sie als lebensuntauglich beschimpft, was würden Sie darauf heute antworten?"

Pat.: „Lebensuntauglich kann auch bedeuten, dass jemand zwei linke Hände hat, das halte ich nicht für so schlimm."

Th.: „Hm, Ihre Mutter ist da ziemlich direkt und massiv."

Pat.: „Ja, meine Mutter kann sehr streng und kritisch sein."

Th.: „Kennen Sie die Facette bei sich auch? Also die Facette des Hartseins gegen andere?"

Pat.: (Pause) „Ja, ich glaube, ja."

Th.: „Fällt Ihnen da ein Beispiel ein?"

Pat.: „Muss ich mal überlegen. Also, eine Sekretärin auf der Arbeit, da reißt mir auch schon mal der Geduldsfaden. Die stellt sich immer an, der muss man alles 100-mal erklären und dann ist es doch am besten, wenn man es selber macht. Wie kann es sein, dass die es so weit gebracht hat? Eigentlich hat sie das nicht verdient in meinen Augen. Die ist ein Klotz am Bein. Die wird im Prinzip mit durchgefüttert. Sie schafft es nicht mal, genügend Papier und Umschläge zu organisieren. Wenn ich jetzt Chef wäre, bei mir würde die fliegen. Da hätte ich überhaupt keine Skrupel. Das hört sich hart an, aber die wird bezahlt, wir schleppen die so mit und sie macht nichts. Überhaupt so Nutznießer, da habe ich kein Verständnis. Also Leute, die auf Kosten anderer Sachen ausnutzen."

Th.: „Und so streng, wie mit anderen, sind Sie dann auch mit sich selbst …"

Die Patientin weist aufgrund früher Erfahrungen von Entwertungen und Zurückweisungen durch die Mutter ein negatives Mutter-Introjekt auf. Sie zeigt ein negatives Selbstbild mit fragilem Selbstwerterleben. Das Gegenüber wird entweder als mächtig und dominant oder als ungenügend und unbeholfen erlebt. Der therapeutische Kontakt sollte gezielt genutzt werden für die Verinnerlichung eines bestätigenden und positiven Objektes. Dies führt zu einer Zunahme positiver Selbstgefühle und Abnahme der überzogenen Selbstkritik sowie kritischer Gefühle gegenüber anderen Menschen. Ferner sollte an den negativen Introjekten gearbeitet und ein überzogenes „Schwarz-Weiß-Denken“ in Frage gestellt werden. Ziel der Interventionen sollte es auch sein, Toleranz gegenüber Scham und Selbstunsicherheit zu fördern.

Umstrukturierung von Selbst- und Fremderleben

Fallbeispiel Frau I.: Hilfe annehmen

Th.: „Es gibt Leute, die Hilfe gut annehmen können, und andere, die da eher Schwierigkeiten haben. Welcher Gruppe würden Sie sich zuordnen?“

Pat.: „Ich habe immer gedacht, ich würde mich auf andere einlassen und Hilfe annehmen können. Meine Arbeitskollegen sind jedoch der Meinung, dass ich sehr verschlossen sei und dass sie gar nichts von mir wüssten. Das hat mich schon erstaunt, ich habe mich diesbezüglich ganz anders eingeschätzt.“

Th.: „Unterscheidet sich Ihr Verhalten im Kontakt zu Ihrem Partner, Freunden, Arbeitskollegen?“

Pat.: „Gut – man ist, wie man ist, ich werde sicherlich ähnlich mit meinem Mann, mit Kollegen, mit meinen Eltern reden, aber klar ist auch – für jeden hat man bestimmte Themen, Sie kennen das ja auch, wenn man weiß, der mag dieses oder jenes hören oder mit dem ist es gut, über Autos zu reden, dann schneidet man eher das Thema an.“

Th.: „Muten Sie sich denn dann auch mit Ihren Interessen, Problemen und Ideen dem anderen zu?“

Pat.: „Ich interessiere mich eher für die anderen. Klar, wenn jemand sagt, erzähl doch mal von dir, oder, wie war es im Urlaub. Dann erzähle ich schon von mir. Dann würde ich von mir schon kurz sagen, Urlaub war schön oder so.“

Th.: „Vermissen Sie es nicht, dass Sie sich selbst im Gespräch kaum mitteilen?“

Pat.: „Na, wenn ich z. B. angerufen werde, dann finde ich das toll, dass sich die Person für mich interessiert, und ich denke, das muss ich zurückgeben; nicht, dass er hinterher verletzt ist und denkt, die rufe ich jetzt nicht mehr an, das ist ja eine eingebildete Kuh, fragt nicht mal, wie es mir geht."

Th.: „Mir scheint, als müssten Sie Nähe in Beziehungen immer wieder vermeiden, aus Angst, dass Sie sich selbst verlieren ..."

Die Patientin schildert Beziehungs- und Kontaktsituationen mit Partner, Freunden und Arbeitskollegen sehr einförmig und normativ. In Beziehungssituationen interessiert sie sich vor allem für die anderen, ohne sich selbst mit ihrer Befindlichkeit und ihren Problemen anderen anzuvertrauen. Durch diese Kompromissbildung verhindert die Patientin das Erleben der als bedrohlich eingestuften Gefühle von emotionaler Nähe und Gebundenheit. Eine wesentliche Konsequenz der fehlenden äußeren Bindungsfähigkeit ist die fehlende Fähigkeit, Unterstützung und Sorge anderer anzunehmen. Im Rahmen der Therapie sollten Voraussetzungen erarbeitet werden, die es der Patientin ermöglichen, sich anderen zu nähern. Hierfür können zunächst die therapeutische Beziehung, später auch soziale Situationen außerhalb der Therapie gezielt für In-vivo-Expositionen genutzt werden. Eine wichtige entängstigende Funktion in diesem Zusammenhang hat das Antizipieren von möglichen Reaktionen des Gegenübers.

Emotionale Bindung mit anderen zulassen

Fallbeispiel Frau I.: Bindungen lösen

Als bei der Mutter der Patientin eine Krebsdiagnose gestellt wird, kommt es bei der Patientin zu einer krisenhaften Entwicklung mit starker Gewichtsabnahme. Die Gewichtsabnahme unter einen BMI von $14\,kg/m^2$ erfordert schließlich die vorübergehende stationäre Behandlung der Patientin. Nach 2-wöchiger stationärer Behandlung und körperlicher Stabilisierung konnte die Behandlung ambulant fortgeführt werden.

Die Patientin scheint andere vordergründig nicht zu brauchen. Dennoch besteht eine existenzielle Abhängigkeit von stützenden Objekten wie der Mutter. Die antizipierte Angst, die Mutter zu verlieren, ist so massiv, dass sie nicht mehr in der Lage ist, ihre Angst durch gute innere Objekte zu regulieren bzw. adäquat auf äußere Hilfe anzusprechen. Sie reagiert mit einem Rückfall in die anorektische Symptomatik. Die Krise stellte eine wichtige Phase in der Behandlung dar, in der der hemmende Affekt Angst zunehmend durch das Erleben von Trauer und Wut abgelöst wird. Dies hat im Weiteren zu einer verbesserten affektiven Kompetenz und Affektregulation der Patientin beigetragen.

Grundsätzlich gilt es in Therapien mit Anorexie-Patientinnen, die anstehenden Entwicklungsschritte und damit einhergehende Angst zu verdeutlichen bzw. zu erarbeiten. Hierbei sollte auf eine Ausgewogenheit zwischen Affektexposition und Ressourcenorientierung geachtet werden.

Die geschilderten Interventionen beziehen sich auf Patientinnen mit einem überwiegend mäßig integrierten Strukturniveau. Anorexie-Patientinnen vom Binge-Purging-Typus zeigen vereinzelt auch ein gering integriertes Strukturniveau, im Sinne einer emotional instabilen Persönlichkeitsstruktur. Diese kann durch das massive Untergewicht und die assoziierte Affektverflachung in ihrem Ausmaß zunächst verkannt werden. Bei der Behandlung dieser Patientinnen sollten zusätzlich spezifische Behandlungstechniken zur Behandlung von strukturell schwer gestörten Patientinnen eingesetzt werden. Diesbezüglich verweisen wir auf die umfassende Literatur zur psychodynamischen Psychotherapie von Persönlichkeitsstörungen (Clarkin et al., 2013; Rudolf, 2006).

4.6 Abschlussphase

Die Einschränkungen, die durch die zeitliche Begrenztheit einer psychodynamischen Fokaltherapie entstehen, werden oft überschätzt. Dies zeigte sich auch in der ANTOP-Studie. In der Studie war die Therapiedauer und -dosis bei mehr als einem Drittel der Patientinnen mit 40 Sitzungen ausreichend. Wichtig ist es, die Realität der Begrenztheit von Beginn an zu akzeptieren und in die Therapieplanung einzubeziehen („die Therapie vom Ende her sehen“).

4.6.1 Therapeutische Grundhaltung

Die therapeutische Beziehung und das therapeutische Arbeitsbündnis sind am Ende der Therapie für viele Anorexie-Patientinnen zu einer wichtigen Beziehungserfahrung geworden. Im Rahmen einer positiven therapeutischen Beziehung ist es vielen Patientinnen oft erstmals gelungen, ihre sozial distanzierte Beziehungsgestaltung aufzugeben, sich anzuvertrauen und bedürftig zu zeigen. Somit kommt es am Ende unweigerlich auch zur Aktivierung von Trennungs- und Verlustängsten. Manchmal, keineswegs immer, wird dies von einer erneuten Zunahme der anorektischen „Impulse“ begleitet. Zentrale Beziehungskonfliktthemen, wie die häufig bestehende Loslösungsangst, die bereits in der mittleren Therapiephase bearbeitet wurden, werden in diesem neuen Kontext erneut aktuell. Sofern die schmerzlichen Gefühle des Verlassenwerdens, von Trennungs- und Enttäuschungswut zugelassen werden können, sind sie geeignet, die Verselbstständigung zu unterstützen. Vor diesem Hintergrund sollten für die Beendigung der Therapie mindestens 12 Sitzungen eingeplant werden.

Therapieende aktiviert Trennungs- und Verlustängste

Somit geht es in der letzten Therapiephase, neben der Fortführung der zentralen Beziehungsthemen, um die Förderung der Autonomie und Eigenverantwortlichkeit. Bei der Patientin stellen sich zum Ende hin unweigerlich Zweifel ein, ob es ihr ohne therapeutische Hilfe gelingt, das Erreichte auf-

Verselbstständigung unterstützen

rechtzuerhalten. Die implizite Botschaft der Therapeutin an die Patientin sollte sein, dass die Therapeutin ihr diesen Schritt zutraut. Ferner sollte die Therapeutin gezielt Erfolgserlebnisse und positive Entwicklungen der Patientin in der Therapie als Leistungen der Patientin benennen und somit positive Erwartungen für die Zukunft wecken.

Interventionsbeispiele: Beendigung der Behandlung

Th.: „Sie erleben es so, als würde das Ende der Therapie automatisch einen Rückfall in Ihre alte Hilflosigkeit bedeuten."

Th.: „Wie ging es Ihnen denn, als die Sitzungen in den Ferien nicht stattfanden?"

Therapeutische Grundhaltung in der Abschlussphase:

Fördern der Autonomie mit der inneren Bereitschaft, die Patientin „gehen" zu lassen. Trennung und Abschied thematisieren.

4.6.2 Stabilisieren des Erreichten

Bilanzierung bezüglich der vorab formulierten Therapieziele

Das nahende Therapieende konfrontiert sowohl die Therapeutin als auch die Patientin mit Bilanzierungsfragen: Inwieweit wurden die vorab formulierten Therapieziele erreicht und was wurde erreicht? Ziel in der Abschlussphase sollte die Stabilisierung und Verfestigung des Erreichten sein. Therapeutinnen sollten das Vertrauen in neu gewachsene Strukturen bestärken. Auch kleinere Erfolgserlebnisse sollten ausreichend gewürdigt werden. Hier kann auch einem Supervisor eine wichtige Funktion zukommen, der den Therapieverlauf weniger unmittelbar und in größeren Intervallen beobachtet hat. Im Rückblick werden die für die Patientin wertvollen therapeutischen Momente und Erfahrungen thematisiert, die bestimmend für neue Erlebensmöglichkeiten der Patientin waren. Ergänzungen zu den früheren Bewältigungsmustern bzw. Konfliktlösungsmustern sollten als Reifungsschritt und Neuorientierung durch die Therapeutin gewürdigt werden. Das Erreichen der geplanten Ziele oder Teilziele ist als Leistung der Patientin zur Stärkung der Selbstwirksamkeit zu explizieren. Abschließend wird auch Nichterreichtes thematisiert und es werden weitere konkrete Veränderungsziele für die Monate danach erarbeitet.

Interventionsbeispiel: Würdigung des Erreichten

Th.: „Wenn ich Ihre Reaktion jetzt mit der Situation vor einem Jahr vergleiche, fällt mir auf, dass …"

4.6.3 Umsetzen des Gelernten im Alltag

Die seltenere Frequenz der Sitzungen zum Ende hin kann für das Ausprobieren eigenständiger Entwicklungsschritte genutzt werden. Bevorstehende Aufgaben und reale Probleme des Lebens treten wieder mehr in den Vordergrund. Es geht um die konkrete Umsetzung und Erprobung von Gelerntem unter Antizipation des Therapieendes sowie Bearbeitung dabei auftretender Probleme. Die Patientin lernt, die mit der Therapeutin erarbeiteten Erfahrungen auch ohne die Unterstützung des „therapeutischen Raumes" in Alltagssituationen zu integrieren. Selbstmanagement-Techniken werden gezielt gefördert. Berufliche und private Maßnahmen im Anschluss an die Therapie sollten geplant und durchgesprochen werden.

Eigenständigkeit der Patientin stärken

4.6.4 Rückfälle antizipieren

Weiter sollten Rückfälle antizipiert und thematisiert werden. Hierzu empfiehlt es sich:

- kritische Situationen zu identifizieren,
- hilfreiche Strategien zu rekapitulieren.

Mit der Patientin werden kritische Situationen gesammelt, durch die es in der Vergangenheit zu einem Rückfall gekommen ist. Anhand dieser Situationen lässt sich ein Modell (funktionelles Schema) entwerfen, nach dem die inneren und äußeren Ereignisse, die zu einem Rückfall führen, bei der Patientin ablaufen. Die Analyse rückfallträchtiger Situationen verdeutlicht, dass sich ein Rückfall häufig bereits über eine geraume Zeit vorher ankündigt. Mit der Patientin sollte deshalb an einer Sensibilisierung für frühe Anzeichen eines Rückfalls gearbeitet werden.

Umgang mit Rückfällen üben

Basierend auf bisherigen Erfahrungen werden hilfreiche Strategien im Umgang mit Rückfällen besprochen. Bewältigungsmöglichkeiten werden beurteilt hinsichtlich ihres Nutzens bzw. ob zusätzlich selbstschädigende Seiten enthalten sind. Bei bisher gescheiterten Ansätzen unterstützt die Therapeutin die Patientin zusätzlich aktiv bei der Suche und dem Ausprobieren neuer Möglichkeiten.

Da es sich bei der Anorexie bei einem Teil, allerdings keineswegs bei allen Patientinnen, um ein langwierig verlaufendes Erkrankungsbild handelt (Zipfel et al., 2000), sollte vermittelt werden, dass Rückfälle in schwierigen Lebenssituationen auftreten können. Die Verantwortung, die die Patientinnen übernehmen müssen, sollte darin liegen, dass frühzeitig nach einem Rückfall wieder an gesunde Strategien und Verhaltensweisen angeknüpft wird. Wenn die Situation vor Abschluss der Therapie noch als sehr instabil erlebt wird, kann es sinnvoll sein, Personen zu „bestimmen", die die Patientin bei einem Rückfall in anorektische Muster (nicht notwendigerweise begleitet von einer Gewichtsabnahme) ansprechen kann. Als Sicherungsmaßnahme kann eine Gewichtsgrenze in Absprache z. B. mit dem behandelnden Hausarzt definiert werden, bei deren Unterschreiten therapeutische Unterstützung vereinbart werden sollte.

4.6.5 Symptompersistenz

Das bisher skizzierte therapeutische Management in der Abschlussphase bezieht sich im Wesentlichen auf eine zumindest partiell erfolgreiche Therapie. Im Falle einer fehlenden Gewichtsänderung mit anhaltender Unfähigkeit zur selbstständigen Regulation einer gesunden Ernährung ist die Beendigung der Therapie erschwert und erfordert ein differenzielles Vorgehen.

Umgang mit der Enttäuschung, die Therapieziele nicht erreicht zu haben

Die Therapeutin sollte in diesem Falle die Rolle des „hilfreichen Begleiters" einnehmen mit einer unterstützenden, solidarischen Haltung gegenüber der Patientin. Die sorgfältige Strukturierung des weiteren organisatorischen Ablaufs unter Antizipation der Beendigung der Therapie hat die Funktion einer Entängstigung und der Vermeidung von Ohnmachtsgefühlen. Es wird die Notwendigkeit einer weiterführenden ambulanten, tagesklinischen oder ggf. auch stationären Behandlung mit der Patientin thematisiert. Ferner werden Unterstützungsmöglichkeiten im sozialen Umfeld der Patientin eruiert, einschließlich beratender und helfender Institutionen. Das ressourcenorientierte Vorgehen schließt auch die Identifikation und Würdigung innerer Ressourcen der Patientin ein.

Affekte des Selbstzweifels, der Resignation und auch aggressiver Impulse gegen den Behandler sollten in der Endphase nicht einbezogen und gedeutet werden, sondern erfordern eine modifizierte therapeutische Haltung. Die Therapeutin sollte sich „an die Seite" der Patientin stellen und im Sinne eines Mentorings bzw. Coachings gemeinsam mit der Patientin Gefühle, Gedanken und Impulse zum Ende der Therapie untersuchen und bearbeiten.

4.6.6 Nachsorge

Die Anorexie ist eine mit hohem Chronifizierungsrisiko belastete psychosomatische Erkrankung. Trotz intensiver therapeutischer Bemühungen weisen viele Patientinnen nach einer Therapie zumindest Restsymptome der Erkrankung auf (Gewichtsphobie, tendenziell restriktives Essverhalten, exzessiver Ausdauersport, Purging-Verhalten, bulimische Attacken etc.). Vor diesem Hintergrund empfehlen wir nach Abschluss einer Therapie auch für den Fall einer weitgehenden Symptompersistenz bei körperlich stabilen Patientinnen zunächst eine Therapiepause von mindestens einem Vierteljahr. Dies soll der Patientin die Gelegenheit geben, selbstständig auszuprobieren, das Gelernte im Alltag umzusetzen sowie Inhalte und Erlebnisse der Therapie nachwirken zu lassen. Ferner soll vermieden werden, dass durch eine nahtlose Weiterführung der Psychotherapie die mit dem Abschied assoziierten Gefühle nicht bearbeitet bzw. vermieden werden. Nicht selten kommt es erst nach Abschluss der Therapie zu signifikanten Veränderungen und Verbesserungen, da die Patientin jetzt autonom und in voller Selbstverantwortung fühlt und handelt. Im ersten Jahr nach einer psychotherapeutischen Behandlung sollten Anorexie-Patientinnen weiterhin unter regelmäßiger hausärztlicher Beobachtung (Monitoring von Labor, Gewicht, Essverhalten und psychosozialem Befinden) stehen, sodass Rückfälle frühzeitig identifiziert und die Indikation für eine weiterführende Therapie geprüft werden können. „Booster“-Sitzungen im ersten Jahr nach einer ambulanten Psychotherapie erlauben es, das in der Therapie Erarbeitete in größeren zeitlichen Intervallen wiederzubeleben und auf Schwierigkeiten in der nachtherapeutischen Phase anzuwenden.

Auch bei erfolgreicher Therapie sollten Anorexie-Patientinnen im ersten Jahr nach der Behandlung regelmäßig nachgesorgt werden

Im Fall einer akuten Exazerbation der anorektischen Symptomatik mit drastischem Gewichtsverlust während der Abschiedsphase bzw. in der ersten Zeit nach Beendigung der Therapie ist selbstverständlich eine unverzügliche Weiterbehandlungsindikation gegeben.

Der folgende Kasten fasst die einzelnen Therapiephasen und zentralen Themen nochmals im Überblick zusammen.

Übersicht über die Therapiephasen und -themen

Anfangsphase (bis etwa 15. Sitzung):
- Erstinterview nach OPD-2, Fokusableitung
- Aufbau und inhaltliche Struktur der Therapie erläutern
- therapeutischen Rahmen festlegen
- Definition der Therapieziele
- Ernährungsleitfaden aushändigen
- therapeutisches Arbeitsbündnis aufbauen
- Arbeit an der Krankheitseinsicht und Motivation
- Ich-Syntonie des anorektischen Verhaltens thematisieren
- Fokussierung auf die Selbstwertthematik
- Ressourcen aktivieren/supportives Arbeiten
- Thematisierung des Zusammenhangs von Essverhalten, Beziehungsdynamik und assoziierter Affekte
- Einbezug der Familie: orientierendes Familien- bzw. Paargespräch

Mittlere Phase (bis etwa 30. bis 40. Sitzung):
- Festlegung der therapeutischen Ausrichtung (eher strukturbezogen, eher konfliktbezogen, gemischt stuktur-/konfliktbezogen)
- fokusgeleitete Problemaktivierung
- Arbeit am Beziehungsfokus
- Fokussieren auf affektiv-emotionales Erleben
- Interventionen zur Stabilisierung struktureller Schwächen

Abschlussphase (ab ca. 30. bis 40. Sitzung):

- Therapieende aktiv thematisieren
- Bilanzierung der Therapie/Stabilisierung des Erreichten
- Umsetzung und Erprobung des Gelernten
- Thematisierung des Nichterreichten
- konkrete Veränderungsziele für die Zeit nach der Therapie
- Prophylaxe von und Umgang mit Rückfällen
- Planung beruflicher und privater Maßnahmen nach der Therapie
- Empfehlung für Nachsorge und ggf. Weiterbehandlung

4.7 Probleme bei der Durchführung

Bei der Behandlung von anorektischen Patientinnen kommt es unausweichlich zu krisenhaften Zuspitzungen. Im Folgenden sollen Hilfen im Umgang mit solchen Krisen gegeben werden.

Krisen und Probleme in der Psychotherapie von Anorexie-Patientinnen sind eher die Regel als die Ausnahme

Eine Gewichtszunahme führt dazu, dass Emotionen wieder intensiver erlebt werden. Hier entsteht gelegentlich das Risiko, dass Emotionen ausagiert werden (Selbstverletzung, extrem riskanter Sport etc.). Das Erleben von Affekten ist zunächst oft mit einem Gefühl des kompletten Kontrollverlustes verbunden, der abgewehrt wird („Nichts zu fühlen ist der perfekte Zustand"). Eine Gewichtszunahme entspricht einem Ausleben der „Genusssucht" und einem Verlust von Selbstbestimmung. Das Zulassen von Bedürfnissen nach Sexualität, Nahrung, Geborgenheit wäre gleichbedeutend mit einem Verlust der eigenen Individualität und damit einer Gefährdung des Selbst.

Schwere Ambivalenz

Mögliche Interventionen: Gegenüberstellen eines verharrenden und eines progressiven Persönlichkeitsanteiles (führt zur erhöhten Selbstakzeptanz auch der „rebellischen" Selbstanteile).

Zielbestimmung beim Gewicht. Patientinnen sehen sich außerstande, ein Zielgewicht vorzugeben

Mögliche Interventionen: Arbeiten mithilfe unterschiedlicher Persönlichkeitsanteile: „Welches Zielgewicht hätte der Teil in Ihnen, der nicht zunehmen möchte?"; Klärung ängstigender Affekte: „Was befürchten Sie, was passiert, wenn Sie ein Zielgewicht benennen?"; Angst vor Festlegung und Auslieferung; Herausarbeiten der grundsätzlichen jederzeitigen Entscheidungsfreiheit.

Patientinnen halten an ihrem anorektischen Verhalten fest, trotz zunehmend negativer Konsequenzen

Mögliche Interventionen: Versuchen, einen „spielerischen Umgang" zu finden statt zu „kämpfen", Patientinnen ermutigen, Lösungsmöglichkeiten zu entwickeln statt Ziele vorzugeben.

Gewichtsverlust in der Therapie und vor allem Manipulation des Gewichtes

Mögliche Interventionen: Grenze ziehen, gleichzeitig Verständnis für die ängstigende Wirkung von Gewichtszunahme entwickeln und mitteilen. Den Vermeidungscharakter auch innerhalb der Therapie thematisieren (da nur noch über das Gewicht geredet wird). Thematisieren des „schlechten Gewissens" vor sich und der Therapeutin. Eine stationäre Aufnahme ist dringlich indiziert bei einem BMI < 14 kg/m².

Neu aufgetretenes bulimisches Verhalten

Mögliche Interventionen: Identifizieren von auslösenden Situationen, Interaktionen, Affekten. Stärken der Impulskontrolle durch Erarbeitung alternativer Strategien, Vermeidung von Gegenübertragungsagieren (Enttäuschung, Wut), stattdessen identifizieren evtl. aktualisierter Ängste. Arbeiten mit Metaphern und Bildern, die eine Verbindung zum beziehungsdynamischen Fokus herstellen.

Selbstverletzendes Verhalten

Mögliche Interventionen: Neben der Klärung auslösender Situationen sollte hier eine empathische, aber strikte Haltung eingenommen werden. Selbstverletzendes Verhalten wird als nicht vereinbar mit dem therapeutischen Rahmen deklariert (Übernahme und Stärkung der fürsorglichen Selbstanteile). Wichtige symptombezogene Maßnahmen in diesem Bereich sind Verträge, die die Therapeutin mit der Patientin abschließt (z. B. Pakt gegen Selbstschädigung).

Medizinische Komplikationen (z. B. Exsikkose)

Das medizinische Risiko, das von der Erkrankung ausgeht, ernst nehmen

Mögliche Interventionen: Die enge Kooperation mit einem mit der Therapie vertrauten ärztlichen Kollegen sollte eine reibungslose Überweisung zur Klärung gefährlicher Entwicklungen ermöglichen.

Einmischung von außen (z. B. Familie)

Mögliche Interventionen: Wenn es der Patientin nicht gelingt, sich in der Primärfamilie besser zu behaupten bzw. abzugrenzen und ihre Rolle als Vermittlerin und Trägerin irrealer Leistungsanforderungen und Ideale zu reflektieren, sollte eine „indirekte" Familienarbeit versucht werden.

Umgehen mit Indikation für stationäre Aufnahme

Unteres Grenzgewicht der ambulanten Behandlung sollte vor Beginn der Behandlung festgelegt werden

Mögliche Interventionen: Von Beginn an sollten Grenzen festgelegt werden (Gewicht, medizinische Symptome), die im Sinne der temporären Verantwortungsübernahme durch die Therapeutin eine stationäre Einweisung nötig machen. Diese sollten möglichst konsequent eingehalten werden, ohne dass dies mit einem Beziehungsabbruch verknüpft wird.

Exzessiver Ausdauersport

Exzessiv Sport treiben mit zwanghaftem Charakter kann dem Therapieziel einer Gewichtszunahme entgegenwirken und sollte in der Therapie thematisiert werden. Ferner ist auf körperliche Komplikationen bei exzessivem Sport und verminderter Knochendichte zu achten (Herzog et al., 1993; Zipfel et al., 2001).

Mögliche Interventionen: Auch hier können symptombezogene Maßnahmen im Sinne von vertraglichen Vereinbarungen, die die Therapeutin mit der Patientin abschließt, eingesetzt werden. Die körperliche Aktivität sollte auf einen dem Gewicht sowie der täglichen Energieaufnahme angemessenen Umfang reduziert werden. Ferner sind bevorzugt Sportarten zum Aufbau und der Kräftigung der Muskulatur sowie zur Osteoporoseprophylaxe zu empfehlen. Klassische Ausdauersportarten (z. B. Joggen) sollten vermieden werden.

4.8 Adjuvante Therapien

4.8.1 Adjuvante Psychopharmakatherapie

Bisher konnte kein Nutzen für den Einsatz von Psychopharmaka bezogen auf den Gewichtsverlauf von Anorexie-Erkrankten nachgewiesen werden

Die deutsche Essstörungsleitlinie kommt zu dem Ergebnis, dass sich in den bisherigen randomisiert kontrollierten Studien kein Nutzen für den Einsatz von Psychopharmaka in der Behandlung der Magersucht gezeigt hat (Deutsche Gesellschaft für Psychosomatische Medizin und Psychotherapie & Deutsches Kollegium für Psychosomatische Medizin, 2010). Entsprechend sind bezogen auf das primäre Ziel der Gewichtszunahme in der Magersuchtbehandlung keine Psychopharmaka zugelassen. Die Behandlung einer psychiatrischen Komorbidität kann entsprechend den Empfehlungen der komorbiden Störung vorgenommen werden. Wichtig in diesem Zusammenhang ist jedoch, dass depressive Störungen sowie Zwangssymptome meist allein auf eine Gewichtszunahme gut ansprechen. Ferner scheinen Selektive Serotonin-Wiederaufnahmehemmer (SSRI) im Stadium des Untergewichtes und unter eingeschränkter Tryptophan-Aufnahme nur bedingt antidepressiv wirksam zu sein.

Dennoch kann es in Einzelfällen für den Therapieprozess hilfreich sein, Medikamente ergänzend einzusetzen. Bei schweren depressiven Episoden mit Schlafstörungen sollte die Indikation für ein Antidepressivum diskutiert werden. Ferner gestaltet sich bei ausgeprägter Zwangssymptomatik eine Gewichtszunahme schwierig, die durch eine adjuvante Pharmakotherapie potenziell günstig beeinflusst werden kann. Eine weitere mögliche Indikation für eine Psychopharmakotherapie bei Anorexie-Patientinnen ergibt sich beim Auftreten von selbstschädigendem und selbstverletzendem Verhalten. Erhöhte Vorsicht hinsichtlich kardialer Nebenwirkungen ist insbesondere bei Medikamenten geboten, die zu einer Verlängerung der QT-Zeit im EKG führen.

4.8.2 Adjuvante Einnahme von hochkalorischen Nahrungsergänzungsmitteln

Hochkalorische Nahrungsergänzungsmittel können eine Unterstützung in der frühen Realimentationsphase darstellen

Hochkalorische Nahrungsergänzungsmittel können unterstützend wirken. Insbesondere in der frühen Realimentationsphase ist der Gastrointestinaltrakt durch die längerfristige Unterernährung nicht mehr auf normale Nahrungsportionen vorbereitet. Viele Patientinnen berichten anfangs über ein unangenehmes Blähgefühl und Schmerzen bei der Verdauung. In dieser Phase sind hochkalorische Nahrungsergänzungsmittel als Zusatzkost eine Hilfe beim Erreichen der für eine Gewichtszunahme erforderlichen Kalorienmenge. Der Einsatz sollte auf die frühe Realimenation beschränkt sein und die Patientin sollte im weiteren Verlauf daran arbeiten, die Nahrungsmenge schrittweise zu steigern, sodass auf „Energiesupplements“ verzichtet werden kann.

5 Fallbeispiele[2]

5.1 Frau P., 26 Jahre (Anorexie vom Binge-Purging-Typus)

Frau P., 26 Jahre, stellt sich mit einer Anorexia nervosa vom Binge-Purging-Typus in der Psychosomatischen Ambulanz vor. Nach einem Eingangsgespräch stimmt sie einer Behandlung im Rahmen der ANTOP-Studie zu.

Erstinterview

Zur Behandlung erscheint eine schmale, hochgewachsene Frau in eleganter und figurbetonter Kleidung. Sie wirkt im Kontakt kokett, wobei sich dahinter Unsicherheit erkennen lässt. Der Leidensdruck ist in der Initialsituation nicht unmittelbar erkennbar. Das Gewicht bei Erstvorstellung beträgt 50 kg bei einer Körpergröße von 171 cm (BMI: 17,1 kg/m²).

Die Patientin berichtet, dass die Essstörung im Alter von 15 Jahren zunächst mit rein restriktivem Essverhalten begonnen habe. Ausgehend von einem Gewicht von etwa 58 kg habe sie zunächst auf 47,5 kg abgenommen, dieses konnte sie über mehrere Jahre stabil aufrecht halten. Im letzten Jahr sei es zu einer weiteren Gewichtsabnahme auf ihr bisher niedrigstes Gewicht von 40 kg gekommen (BMI: 13,7 kg/m²). Nach einer initial rein „restriktiven Phase", habe sich nach 2 Jahren eine ausgeprägte bulimische Ess-Brech-Symptomatik entwickelt. Die Patientin berichtet von mehreren Ess-Brech-Anfällen am Tag, die sowohl während der Arbeit am Arbeitsplatz als auch am Abend zu Hause (sofern der Freund nicht da sei) auftreten würden. Auf die Frage nach einem möglichen Auslöser für den Beginn der Essstörung berichtet die Patientin, dass sie sich von ihren älteren Freundinnen im Schwimmverein in dieser Zeit ausgegrenzt gefühlt habe.

Hinsichtlich der Motivation für die Therapie berichtet die Patientin, dass ihr Freund hierfür ausschlaggebend gewesen sei. Er war es auch, der sie

2 Wir bedanken uns bei Miriam Komo-Lang für die Mitarbeit bei der Erstellung der Fallbeispiele.

maßgeblich dabei unterstützt habe, von 40 kg auf aktuell 50 kg zuzunehmen. Der Freund habe in der Zeit der Gewichtszunahme täglich das Gewicht kontrolliert und sie zur Gewichtszunahme motiviert. Mit 50 kg sei jedoch für sie eine „Schwelle“ erreicht gewesen, die sie auch mithilfe des Freundes nicht habe überwinden können. Sie leide auch sehr unter der ständigen Beschäftigung mit Essen, Figur und Gewicht.

Frau P. berichtet über eine erste ambulante Behandlung der Magersucht mit einer Frequenz von ein bis zwei Sitzungen alle zwei Wochen im Alter von 17 Jahren. Sie hatte die Therapie nach 5 Monaten vorzeitig abgebrochen, da sie keinerlei Besserung ihrer Symptomatik verspürt habe.

Beruflich ist Frau P. im Marketing tätig. Nach ihrem Fachhochschulstudium war sie von der Ausbildungsfirma übernommen worden und arbeitet seither für das Unternehmen. Mit ihrem Freund lebe sie seit nunmehr 6 Jahren in fester Partnerschaft zusammen.

Frau P. berichtet, mit ihrer älteren Schwester bei den Eltern aufgewachsen zu sein. Für die Patientin sei die Oma mütterlicherseits ein wichtiges „Lebensmittel“ gewesen. Diese lebte im Dachgeschoß des Elternhauses. Die Oma sei wie eine „zweite Mutter“ gewesen, der sie alles habe erzählen können und die für sie immer verfügbar gewesen sei. Die Patientin ist vor 6 Jahren aus dem Elternhaus ausgezogen und hat sich eine Wohnung gemeinsam mit ihrem Freund gesucht. Kurze Zeit nach dem Auszug der Patientin wurde die Oma zum Pflegefall. Sie starb vor 3 Jahren.

Frau P. berichtet, dass die Schwangerschaften der Mutter sehr schwierig verlaufen seien. Vor der Geburt der älteren Schwester habe die Mutter zwei Fehlgeburten gehabt. Während die Mutter mit der Patientin schwanger war, sei es kurz vor der Geburt zu einem „Beckenbruch“ gekommen (Vermutlich handelte es sich hier um eine Gefügelockerung des Beckenrings im Rahmen der Schwangerschaft. Hintergründe sowie Zeitpunkt dieses „Beckenbruches“ bleiben unklar). Die Geburt sei jedoch ohne größere Komplikationen verlaufen. Der Vater habe sich insgesamt vier Mädchen gewünscht („Orgelpfeifen“). Nach der zweiten Geburt (Geburt der Patientin) habe sich die Mutter einer gynäkologischen Operation unterziehen müssen, sodass sie keine weiteren Kinder mehr bekommen konnte.

Der Kontakt zur Mutter wird als schwierig geschildert. Diese sei launisch, laut und häufig unzufrieden mit sich und anderen. Die Küche habe die Mutter als „ihr Reich“ verteidigt. Die Patientin habe als Kind die Plätzchen bei der Oma gebacken, aus Angst, die Küche der Mutter zu verschmutzen. Sehr traurig in Erinnerung behalten habe Frau P., dass die Geschenke, die sie der Mutter gemacht hat, meist heimlich von der Mutter in der Mülltonne entsorgt wurden. Der Vater arbeitet als Gymnasiallehrer und wird als „lieber

Herzensmensch“ beschrieben, er sei konservativ und eher auf Sicherheit und Leistung bedacht. Dennoch habe sie auch schöne Erinnerungen an die Kindheit. Den Eltern sei z. B. kein Weg zu weit gewesen, um ihren Kindern jegliche Freizeitaktivitäten zu ermöglichen. In der Kindheit habe sie sich sehr angepasst verhalten. Konflikte mit den Eltern seien mit Beginn der Essstörung intensiver aufgetreten. Frau P. sei es über 2 Jahre gelungen, die Essstörung und das Erbrechen vor den Eltern zu verheimlichen. Die Eltern hätten die „Entdeckung“, dass ihre Tochter bereits über 2 Jahre an einer Ess-Brech-Sucht erkrankt ist, als einen Vertrauensbruch und eine Enttäuschung erlebt. Mit der Schwester habe eine große Geschwisterrivalität bestanden, wobei sie die erfolgreichere und leistungsorientiertere gewesen sei. Ab ungefähr ihrem 16. Lebensjahr habe sich der Kontakt zur Schwester verbessert und sei heute gut.

Fokusableitung

Frau P. ist mit einer strengen, dominanten und häufig entwertenden Mutter aufgewachsen. Diese scheint ihren Töchtern gegenüber eher sozial distanziert und auf Abgrenzung betont aufgetreten zu sein. Die im Haus lebende Oma wurde somit für Frau P. zur wichtigsten Bezugsperson, von der sie Geborgenheit, Zuspruch und Anerkennung erfahren hat. Ferner war die Familienatmosphäre durch die Konkurrenz mit der 2 Jahre älteren Schwester geprägt. Die Erfahrung der erneuten Ausgrenzung und Zurückweisung durch ihre Peergruppe sowie mögliche Ängste vor der weiblichen Entwicklung haben den Ausbruch der Erkrankung im 15. Lebensjahr möglicherweise begünstigt. Konflikthafte Auseinandersetzung und die Selbstbehauptung gegenüber der Mutter werden von da an vor allem über die Essstörung geführt. Hinsichtlich zentraler Konfliktthemen ist am ehesten von einem Selbstwertkonflikt sowie einem Autarkie-Versorgungs-Konflikt mit jeweils überwiegend aktivem Verarbeitungsmodus auszugehen.

Für das Ergründen des zentralen Interaktionsmusters waren vermutlich die Beziehungserfahrungen mit der dominanten und distanzierten Mutter sowie die Konkurrenz zur Schwester prägend. Beides hat sich in schwierigen Peer-Beziehungen zu Freundinnen fortgesetzt bzw. zur aktuellen sozialen Isolation geführt. Frau P. hat neben ihrem Partner keine Freundinnen oder Freunde. Sie ist an ihren Freund als einzige enge Bezugsperson stark gebunden, wobei es andererseits schwerfällt, Wünsche nach Geborgenheit und Versorgung zu äußern. Dies spiegelt sich sehr eindrücklich auf der Beziehungsebene wider, in der die Patientin die Erkrankung funktionalisiert, um Zuwendung und Aufmerksamkeit von ihrem Freund zu bekommen. In der Strukturdiagnostik zeigt Frau P. über die Achsen hinweg ein mäßig integriertes bis gutes Strukturniveau, sodass ein konfliktorientiertes therapeutisches Vorgehen gewählt wird.

Anfangsphase der Therapie

Als besonders hilfreich für den Aufbau eines therapeutischen Arbeitsbündnisses kann angeführt werden, dass die Patientin am Anfang bezüglich des Gewichtes nicht unter Druck gesetzt, sondern für die ersten 2 Wochen eine Gewichtshaltevereinbarung getroffen wird. Die Patientin ist anfangs sehr auf das Körpergewicht und täglich auftretende Gewichtsschwankungen fokussiert. Sie ist sehr verunsichert, da sie die Gewichtsschwankungen nicht in unmittelbaren Zusammenhang mit der aufgenommenen Nahrungsmenge bringen kann. Ferner fühlt sich die Patientin terrorisiert durch Gedanken und Gefühle ihre Figur betreffend. Sie beklagt z. B. die Fehlverteilung der Körperproportionen („oben knochig und unten eher zu füllig"), oder auch körperliche Wahrnehmungen („Ängste, wenn sie spüre, dass sich die Oberschenkel berühren"). Die therapeutische Haltung ist in dieser frühen Phase haltgebend und strukturierend bzw. „sich auf die Seite der Patientin stellend", was die Patientin als stützend erlebt.

In der Therapie wird mit der Patientin systematisch analysiert, welche Gedanken und Gefühle einem Essanfall vorausgehen. Ferner wird psychoedukativ an einer regelmäßigen Mahlzeitenstruktur gearbeitet. Hilfreich sind die Empfehlungen aus dem Therapiemanual im Hinblick auf die Zentrierung auf das Selbstwerterleben. Im Beziehungskontakt mit dem Freund wird sehr schnell deutlich, dass sie sich diesem gegenüber sehr angepasst und unterwürfig verhält. Dieses Verhalten wird mit der Patientin betrachtet und sie wird zu mehr Konfliktbereitschaft ermutigt sowie dazu, sich auch mehr mit ihren Bedürfnissen und Wünschen gegenüber dem Freund zu zeigen. Das Selbstwerterleben sowie negative Affekte, wie depressive Stimmung und Langeweile, können dann auch schrittweise als Auslöser für das Auftreten von Essanfällen herausgearbeitet werden. In dieser Zeit ändert sich ihre Arbeitsplatzsituation dahingehend, dass ihre Abteilung aufgelöst werden soll und unklar ist, ob sie bei der Firma weiter beschäftigt wird. Eindrücklich ist, dass die Patientin über lange Zeit keinen Zusammenhang zwischen der emotional belastenden beruflichen Situation und den regelhaft am Arbeitsplatz auftretenden Essanfällen sieht. In dieser Situation werden der perfektionistische Selbstanspruch sowie die Verschiebung negativer Gefühle auf das Essverhalten deutlich. Da sich Frau P. in dieser Zeit in einer Bewerbungsphase für eine neue Arbeitsstelle befindet, kann dies ebenfalls sehr gut genutzt werden, um am Selbstwerterleben sowie vorhandenen Ressourcen zu arbeiten. Frau P. gelingt es zunehmend, ihre eigenen Affekte differenzierter wahrzunehmen und innerseelische Vorgänge mehr zuzulassen. Dennoch ändert sich wenig am täglichen Auftreten der Essanfälle sowie der Angst vor einer Gewichtszunahme über das „Schwellengewicht" von 50 kg bzw. der Angst, zu schnell und zu viel Gewicht zuzunehmen. In dieser Phase werden entsprechend des Manuals die strukturellen Rahmenbedingungen enger gefasst, mit Empfehlungen hinsichtlich der Häufigkeit des Wiegens sowie Festlegung einer Gewichtszunahme von 500 g pro Woche. Ferner wird weiter intensiv an einer besseren Impulskontrolle sowie der Entwicklung von alternativen Verhaltensweisen gearbeitet.

Nach und nach gelingt es der Patientin mehr, ihre interaktionellen Eigenheiten in Zusammenhang mit dem Essverhalten zu bringen. In der Bearbeitung zahlreicher Beziehungsepisoden, die sich sowohl am Arbeitsplatz als auch in ihrer partnerschaftlichen Beziehung abspielten, wird deutlich, dass sie eher eine altruistische, helfende Haltung einnimmt, es ihr sehr schwer fällt zu widersprechen. Ihre eigenen Bedürfnisse und Wünsche werden anderen nicht zugemutet. Je mehr es ihr gelingt, sich als Person mit ihren Interessen und auch Affekten zu zeigen, desto stärker reduzieren sich die Essanfälle und das Gesamtbefinden der Patientin verbessert sich. Gemeinsam mit der Patientin kann so ein zyklisches Verhaltensmuster in Beziehungen herausgearbeitet werden und die Patientin erprobt sich im Erleben von alternativen Verhaltensweisen in Beziehungen.

Mittlere Therapiephase

Die Beschreibung von psychodynamischen Interventionstechniken der Emotionsregulation, d. h. Techniken zur Intensivierung des Affekterlebens wie das Zulassen von Affekten, die Affektentlastung oder aber auch das Distanzieren von Affekten sind in dieser Phase für die Arbeit am Beziehungsfokus sehr hilfreich. Die Patientin kann sich in der Therapie zunehmend anlehnen und ihre Traurigkeit durch Weinen zulassen. Es wird deutlich, dass eine große Sorge ist, dass sich der Freund von ihr trennt: „Wenn der Freund wüsste, wie ich wirklich bin, würde er die Beziehung beenden". Vor diesem Hintergrund ist es der Patientin auch sehr wichtig, dass der Freund und nicht die Eltern zum Familien-/Paargespräch eingeladen wird.

Der Partner ist emotional sehr belastet und beginnt das Paargespräch direkt mit dem Satz: „Wenn ich gewusst hätte, auf was ich mich da einlasse, wäre ich keine Partnerschaft eingegangen!". Er wirkt sehr ratlos und ohnmächtig, bei gleichzeitiger Sorge und Angst um seine Partnerin. Im Paargespräch wird der Partner zunächst wertgeschätzt für seine großartige Unterstützung der Patientin beim Umgang mit der Erkrankung (er hatte maßgeblich zu der Gewichtszunahme von 40 auf 50 kg beigetragen), wobei gleichermaßen auf die Gratwanderung zwischen Fürsorge einerseits und Selbstaufgabe andererseits verwiesen wird. Im Gespräch wird intensiv daran gearbeitet, welche gemeinsamen Nischen und Themen es außerhalb der Essstörung gibt. Ferner wird der Partner entlastet mit dem Hinweis, dass die Patientin aktuell unter engmaschiger therapeutischer Beobachtung steht. Frau P. reagiert auf die Thematisierung von Unabhängigkeit und Abhängigkeit im Rahmen des Paargespräches mit einer Gewichtsabnahme von 2 bis 3 kg bis zur nächsten Sitzung. Einen zusätzlichen Belastungsfaktor in dieser Phase stellt der

Beginn an ihrem neuen Arbeitsplatz dar. An ihrem neuen Arbeitsplatz inszenieren sich sehr schnell die bereits bekannten maladaptiven Beziehungskonstellationen. Mit hohen Selbstansprüchen erwartet sie, dass sie ohne große Einarbeitung vom ersten Tag an die Aufgaben zur Zufriedenheit aller bewältigen könne. Aus Sorge nicht zu genügen, vermeidet sie es, um Hilfe und Unterstützung bei der Einarbeitung zu fragen. Ängste, den neuen Anforderungen nicht gerecht zu werden, führen zu einer erneuten Zunahme der Ess-Brech-Anfälle am Arbeitsplatz. Es gelingt, mit Frau P. intensiv daran zu arbeiten, sich in der neuen Situation zu behaupten, mit Fehlern umzugehen und auch die „nicht einfache“ Kollegin, die sie einarbeitet, um Hilfe und Unterstützung zu bitten. Diese Erfolgserlebnisse reduzieren die Häufigkeit der Ess-Brech-Anfälle und unterstützen auch die Gewichtszunahme, sodass die Patientin im weiteren Verlauf sehr gut und weitestgehend kontinuierlich ihr Gewichtsziel von ca. 200 bis 500 g Zunahme pro Woche erreicht. Mit der Gewichtszunahme steigt jedoch auch die Unzufriedenheit mit dem eigenen Körper, die daraufhin wieder mehr Raum in der Therapie einnimmt. Entsprechend den Empfehlungen des Manuals wird die Diskrepanz zwischen der Selbst- und Fremdwahrnehmung genutzt, um an der Unzufriedenheit mit dem eigenen Körper zu arbeiten. Die Patientin wird bestärkt durch aufmunternde, unterstützende Rückmeldungen von ihrem Freund, den Eltern und auch Arbeitskollegen. Trotz der Gewichtszunahme ist es Frau P. möglich, im Weiteren das Erbrechen komplett aufzugeben.

Abschlussphase

Die Gesundung der Patientin wirft jedoch neue Probleme für die Beziehung auf. Die Patientin beginnt, sich mit Hochzeits- und Familienplanung zu beschäftigen. Hierdurch fühlt sich der Freund enorm unter Druck gesetzt und ist sich seiner Gefühle für die Patientin nicht mehr sicher. Sowohl die Infragestellung der Partnerschaft durch den Freund als auch die Vorbereitung auf das Ende der Therapie aktivieren Trennungsängste, die für den weiteren therapeutischen Prozess der Selbstbehauptung und Autonomie der Patientin sinnvoll genutzt werden können. Frau P. gelingt es zum Ende der Therapie besser, emotional schwierige Themen anzusprechen und mit konflikthaften Beziehungskonstellationen umzugehen. Die frühzeitige Vorbereitung auf das Ende der Therapie ermöglicht es, die Ängste und Zweifel der Patientin, inwieweit es gelingen würde, das Erreichte aufrechtzuerhalten, über mehrere Stunden hinweg zu betrachten und die Selbstwirksamkeit der Patientin zu bestärken. Eine Zunahme der störungsspezifischen Symptomatik ist in der Abschlussphase nicht zu beobachten. Es ist gut möglich, die Therapie nach 40 Sitzungen abzuschließen. Die Patientin hat deutlich von der Therapie profitieren können. Das Gewicht am Ende der Behandlung liegt bei knapp 57 kg (BMI: 19,5 kg/m^2).

5.2 Frau R., 19 Jahre (Anorexie vom restriktiven Typus)

Frau R., 19 Jahre, stellt sich mit einer Anorexia nervosa vom restriktiven Typus in der Psychosomatischen Ambulanz gezielt zur Behandlung im Rahmen der ambulanten Psychotherapievergleichsstudie ANTOP vor. Ihr sei die Studie im Rahmen der Probatorik bei einer niedergelassenen Kollegin empfohlen worden.

Erstinteriew

Zur ersten Sitzung erscheint eine gepflegt und exklusiv gekleidete, eher jünger erscheinende Patientin, deren weiche Gesichtszüge im starken Kontrast zum abgemagerten Körper stehen. In der Kontaktaufnahme zeigt sie sich hilfesuchend und distanziert prüfend, dabei besorgt, sie könne nicht für therapiefähig gehalten und weggeschickt werden. Sie berichtet flüssig, gewandt und wird affektiv spürbar in ihrer Traurigkeit und Zukunftsangst.

Die Patientin wiegt zu Beginn der Behandlung 45,8 kg bei einer Körpergröße von 167 cm (BMI: 16,4 kg/m²), das aktuelle Gewicht halte sie seit ca. 6 Monaten. Ihr maximales erwachsenes Gewicht habe vor ca. 14 Monaten 55 kg, ihr minimales Gewicht 44 kg vor 7 Monaten betragen. Die Gewichtsabnahme habe sie durch rein restriktives Essverhalten in Form kleinster Mahlzeiten ohne verbotene Lebensmittel bei gleichbleibender, nicht übermäßiger sportlicher Aktivität erreicht. Aufgrund des Untergewichtes betreibe sie seit einigen Monaten keinen Sport mehr. Ihre Gedanken kreisen ständig um Nahrung, was sie störe, aber nicht in ihrer Leistungsfähigkeit beeinträchtige. Sie wolle an Gewicht zunehmen, erkenne sich im Spiegel bisweilen als mager, bisweilen nicht. Ihre Essstörung sei ihr durch die Auseinandersetzung mit ihrer besten Freundin bewusst geworden, die über die zunehmende Gewichtsabnahme der Patientin „aggressiv" geworden sei und ihr vorgeworfen habe, dass sie „kälter und härter" geworden sei. Darüber sei auch die Freundschaft zerbrochen. Frau R. habe sich dabei betrogen und missverstanden gefühlt, sie habe die Freundin immer nur schonen wollen. Einen Auslöser für die Essstörung erkenne sie nicht, könne deren Beginn auch nicht datieren. Die seit einem Jahr bestehende Amenorrhoe belaste sie sehr, da es ein „Zeichen für Krankheit" sei und sie Angst habe, ihren Kinderwunsch einmal nicht erfüllen zu können. Darüber hinaus leide sie unter einer allgemeinen Freudlosigkeit, die sich nach dem Auszug aus dem Elternhaus vor 3 Monaten etwas gebessert habe. Ein Therapieversuch sei kurz vor dem Auszug aus dem Elternhaus in der Probatorik gescheitert, weil die Therapeutin sie als unzureichend krankheitseinsichtig und nicht behandelbar eingeschätzt habe.

Aufgewachsen ist die Patientin in einer Kleinstadt im gemeinsamen Haushalt der leiblichen Eltern zusammen mit ihrem (5 Jahre) jüngeren Bruder.

Die Eltern sind beide Akademiker und hätten einander während des Studiums im Ausland kennengelernt. Der Vater (50 Jahre) ist nach einem rasanten beruflichen Aufstieg in der Chefetage einer namhaften Firma tätig. Die Mutter (52 Jahre), früher ebenfalls beruflich sehr erfolgreich, ist nach der Geburt des Bruders zu Hause geblieben. Die Mutter stammt aus Spanien, sodass die Patientin zweisprachig und „zwischen zwei Kulturen“ aufgewachsen ist. In der Schule sei sie wegen ihrer spanischen Herkunft zu Beginn „gemobbt“ worden („Spanier stinken“). Die südländische Erziehung orientiere sich an traditionellen, strikten Werten wie Respekt und Höflichkeit, sei dabei auch sehr „verwöhnend und liebkosend“, während der Vater schon immer auf dem „68-er Trip“ gewesen und der Meinung sei, dass Kinder in ersten Linie Freiheit zur Entwicklung bräuchten. Leistung sei beiden wichtig, darüber hinaus aber seien sich die Eltern häufig uneins gewesen, was zu Spannungen, Frust und vielen Vorwürfen insbesondere der Mutter gegenüber dem Vater geführt habe. Die Mutter habe sich immer ein intaktes Familienleben gewünscht, sie sei auch sehr glücklich gewesen, als die Kinder klein waren. Der Vater wolle nun, nachdem er alles erreicht habe, nur noch Spaß haben und „ewig jung bleiben“. Für die Mutter habe das Größerwerden der Kinder eine Neuorientierung notwendig gemacht. Vor 2 Jahren habe diese ein Zweitstudium in Spanien begonnen und fliege häufig dorthin, den gewünschten Praktikumsplatz in Wohnortnähe habe sie aufgrund ihres Alters aber nicht gefunden. Der Bruder besuche aufgrund von Schulschwierigkeiten seit einigen Jahren ein Internat. Die „Faulheit“ des Bruders habe die Eltern an ihre Grenzen gebracht, er sei mehrfach „analysiert“ und „an jeder Ecke gefördert worden“. Der Bruder sei ein „gemütlicher Typ“, sensibel, er stehe der Patientin sehr nahe.

Schon früh habe die Patientin die Rolle als Bindeglied und Vermittlerin zwischen den Eltern übernommen, Familienzusammenhalt sei ihr sehr wichtig. Sie stehe auf besondere Weise der Mutter nahe, sei ähnlich emotional, arglos und somit vulnerabel, während sie vom Vater die Zielstrebigkeit und Ausdauer habe. Frau R. ist sehr ehrgeizig und engagiert. Sie habe das jahrgangsbeste Abitur auf einem musischen Gymnasium abgelegt, spiele als Cellistin in einem renommierten Orchester, engagiere sich in verschiedenen Gremien und betreibe leidenschaftlich Squash und Ausdauerlauf.

Hinsichtlich ihrer körperlichen Entwicklung und alterstypischen Interessen sei die Patientin in der Pubertät „sehr zurückgeblieben“ gewesen. Bei einem 3-monatigen Schüleraustausch in Frankreich in der 11. Klasse habe sie erstmals körperlichen Kontakt mit einem Jungen gehabt. Sie wäre gerne länger in Frankreich geblieben, die Eltern hätten sie „offiziell aus finanziellen Gründen“ wieder nach Deutschland geholt. Dabei sei es der Mutter aufgrund des engen Verhältnisses zur Patientin während der Trennung sehr schlecht gegangen, was der Vater wegen seiner beruflich bedingten Abwesenheit nicht bemerkt habe. Vor 9 Monaten habe sich die Patientin nach einjähriger Beziehung von ihrem ersten Freund getrennt, weil sie nicht mehr an „allen Fronten habe kämpfen können“. Die Abiturvorbereitungen und das Chaos zu Hause hätten sie sehr gefordert, und der Freund habe sich wie ein „Lückenbüßer“ gefühlt. Ihm habe sie lange nachgetrauert. Seine kleinen Aufmerksamkeiten hätten ihr gut getan, sie habe sich weniger abhängig von den Eltern gefühlt. Ihr Freundeskreis habe sich nach dem Abitur „in alle Welt verstreut“, zu zwei engen Freundinnen in ihrem Heimatort bestehe weiterhin Kontakt.

Vor 3 Monaten habe sie ihr Studium aufgenommen, lebe in einer Wohngemeinschaft und fühle sich durch die „Freiheiten des Studentenlebens“ erleichtert. Im Elternhaus sei das vergangene Jahr sehr schwierig gewesen. Der Vater habe seit Längerem eine deutlich jüngere Freundin, die in einem weiter entfernten Ort lebe und ebenfalls im ersten Semester studiere. Der Patientin habe er vor der Mutter von der Verbindung berichtet. Schon zuvor habe der Vater immer wieder mit Trennung gedroht, zuletzt habe die Mutter ihn zu einer Entscheidung gezwungen, ohne aber damit zu rechnen, dass er sich tatsächlich gegen die Familie entscheiden würde. Der Vater sei kurz vor der Patientin zu Hause ausgezogen und lebe nun in einer anderen Stadt in Süddeutschland. Schon davor sei es der Mutter sehr schlecht gegangen, phasenweise „so schlimm wie noch nie“, sie sei „wie ein kleines Kind“ gewesen, habe nichts mehr gegessen, den ganzen Tag geweint. Die Patientin sei in Sorge gewesen, dass sich die Mutter etwas antun könne. Aktuell befinde sich diese in stationärer psychiatrischer Behandlung, was die Patientin entlasten würde.

Fokusableitung

Die Patientin ist in stabilen und vermögenden Verhältnissen aufgewachsen. Die familiäre Atmosphäre ist geprägt von den unterschiedlichen Kulturen und Charakteren der Eltern (liberal vs. südländisch-traditionell) und deren immanenter Spannung. Darüber hinaus spielen Leistungsbereitschaft, Verantwortungsübernahme und gesellschaftliche Präsenz und Anerkennung eine bedeutende Rolle. Die Kommunikation zwischen den Eltern erfolgt im Wesentlichen indirekt, wobei die Patientin die Rolle der Vermittlerin übernimmt. Darüber hinaus identifiziert sie sich früh mit der zugewandten, emotionaleren und bald gekränkten Mutter, die mit ihrem Lebensentwurf hinter dem ehrgeizigen und selbstbezogenen Vater zurückbleibt. Diesem eifert die Patientin aber nach und kämpft um dessen Anerkennung.

Die Anorexie der Patientin beginnt verzögert nach einem Schüleraustausch in der 11. Klasse, einer ersten Trennung vom Elternhaus, die die Mutter nicht gut verkraftet. Der weitere Ablöseprozess (erste Beziehung, Abitur und Beginn des Studiums) erfolgt unter großen Anstrengungen und Ambivalenzen parallel zu den jeweiligen Lebenskrisen der Eltern, die in eine Ehekrise und schließlich in die Trennung münden, worüber die Mutter depressiv und suizidal einbricht. Auf der weiteren Entwicklung der Patientin, die durch die angeschlagenen und sehr mit sich beschäftigten Eltern keine Begleitung erfährt, lastet zusätzlich ein hoher, u. U. delegierter Selbstanspruch.

Die anorektische Symptomwahl enthält u. a. „vermittelnde" Elemente zwischen den Eltern, so verbindet sie den „Jugendwahn" des Vaters mit der depressiven Appetitlosigkeit der Mutter.

Strukturelle Foki: Affekterleben und Affektdifferenzierung, Selbstwertregulierung, Bindungen lösen.

Anfangsphase der Therapie

Nach den ersten beiden, im Wesentlichen zum diagnostischen Interview genutzten Sitzungen zeigt sich die Patientin sehr berührt und traurig. Die Gespräche hätten vieles aufgewühlt und sie wisse nicht, ob sie stark genug sei, sich dem zu stellen. Sie brauche die anorektischen Gedanken, weil sie Alleinsein und Traurigkeit nicht gut aushalte. Gleichzeitig fühle sie sich hoffnungslos angesichts ihres Erlebens, dass die Anorexie einen so großen Teil von ihr ausmacht.

Obwohl zur Entlastung in den ersten 4 Wochen lediglich eine Gewichtshaltevereinbarung getroffen worden war, nimmt sie in der Anfangsphase „aus unerklärlichen Gründen" fast 1 kg ab und kann ihr Ausgangsgewicht erst zur 15. Sitzung wieder erreichen. Ihre Gewichtskurve bringt sie nur selten und dann unvollständig geführt mit in die Sitzungen, sie vergesse immer wieder, den Ernährungsleitfaden zu lesen. Es bleibt im ersten Behandlungsdrittel eine Herausforderung, den Behandlungsrahmen und die Einbeziehung der anorektischen Symptomebene gegenüber dieser sich in erster Linie depressiv bedürftig zeigenden Patientin aufrechtzuerhalten und immer wieder zu verteidigen, ohne sich auf den unterschwelligen Machtkampf einzulassen oder auch der Versuchung nachzugeben, diesen auf überhebliche Weise zu benennen und so die Patientin als von der Anorexie vereinnahmt zu überführen.

Auf stützende, ihre Lebenslast und Entwicklungsleistung würdigende Interventionen reagiert sie bisweilen gerührter, als sie ertragen kann, worauf sie stellenweise im Kontakt mit anorektischer Abwehr reagiert und in der folgenden Sitzung zurückgezogen bleibt, bis ein Zusammenhang mit ihrer Angst vor Abhängigkeit und Ohnmacht hergestellt werden kann.

Nach und nach lässt sich Frau R. darauf ein, ihre Magersucht näher zu ergründen und ihre Gedanken mitzuteilen. Sie unterscheidet ein „Engelchen", das dem gesunden Verstand entspreche, von einem „Teufelchen", das mit dem „anorektischen Gefühl" gleichzusetzen sei. Sie bemerkt, dass die „Essgedanken" nicht nur bei Traurigkeit und Einsamkeit, sondern auch bei Ärger,

Unlust und Enttäuschung auftreten und ihr so eine situationsgerechte Auseinandersetzung mit dem jeweiligen aktuellen Problem ersparen und verunmöglichen würden. Sie erwägt, ob dieser Teufel seinem Wesen nach eigentlich ein „Angsthase" sei, den man möglicherweise weniger bekämpfen als verstehen und trösten müsse und benennt Selbstwertzweifel und Ängste, andere zu enttäuschen. Sie bringt ihr Leistungsstreben und ihren Perfektionismus ein und die ihr verwehrte Erlaubnis, etwas auszuprobieren, schrittweise zu lernen und nicht für alles sofort eine Lösung haben zu müssen. Nachdem sie davon berichten kann, wie schwer (und eigentlich verboten) es sei, über Peinliches zu sprechen, thematisiert sie ihre Angst vor einer (unaufhörlichen) Gewichtszunahme, „fett wie ein Schwein" und „gemästet" zu werden und muss sich immer wieder versichern, dass sie die Entscheidung über ihr Essverhalten behält. Dabei beginnt sie, sich am Ernährungsleitfaden zu orientieren.

Parallel zu den Sitzungen fasst die Patientin im Studium und an ihrem Studienort Fuß, knüpft neue Kontakte, womit sie gegenüber der Familie an Eigenem gewinnt, und was ihr Auftrieb gibt, aber auch neue Angst bereitet, die neuen Freunde zu enttäuschen. Die Mutter wird aus der Klinik entlassen und die Freundin des Vaters wird schwanger, was die Patientin zu differenzierteren Betrachtungen der familiären Situation veranlasst. Das „Alles soll so werden wie früher" erscheint der Patientin zunehmend unwahrscheinlich und auch weniger attraktiv. Das Beziehungsverhalten der Patientin rückt zunehmend in den Fokus, darüber hinaus wird ein Familiengespräch vorbereitet. Als Zielgewicht werden 51,5 kg (BMI: 18,5 kg/m²) und eine wöchentliche Gewichtszunahme von 400 g vereinbart.

Mittlere Therapiephase

Die Patientin zeigt große Angst vor dem Familiengespräch: Angst, dass die Mutter depressiv einbreche und vor den Nachfragen des Vaters, der selbst nie eine Schwäche zugeben würde. Sie schäme sich, weil sie die Vertraute des Vaters vor der Mutter gewesen sei, fürchte „aufzufliegen" und alleine gelassen zu werden oder wieder die alte Rolle als Informationsvermittlerin zwischen den Eltern übernehmen zu müssen. Darüber hinaus setzt sich die Patientin in diesem Zusammenhang vermehrt damit auseinander, was ihr ohne die Erkrankung verloren gehen könne. Die Anorexie sichere ihr eine gewisse Zuwendung der Eltern, bei Genesung fürchte sie, dass diese „völlig in ihrem verschwenderischen Scheidungskrieg" aufgingen. Insbesondere habe sie Angst, das Interesse des Vaters zu verlieren, der derzeit wöchentlich in ihren Studienort kommt, um mit der Patientin in teuren Lokalen zu essen. Die Anorexie aufzugeben bedeute nicht nur, eine wichtige Stütze im Alltag zu verlieren, sondern auch ein Eingeständnis von Irrtum und Scheitern, wo ihr sonst alles leicht gefallen sei. Sie wisse nicht, wer sie sein könne, wenn sie nicht mehr das „Vorzeigemädchen" sei. Gleichzeitig beginnt sie, auf diese Rolle und die durch die Anorexie auferlegten Einschränkungen wütend zu werden.

Die Mutter stimmt einem Familiengespräch nur unter der Voraussetzung zu, dass der Vater nicht dabeisein würde, was die Patientin entlastet, darüber hinaus könne der Bruder nicht aus dem Internat anreisen. Die Patientin weint dann das ganze Gespräch über und macht darüber hinaus deutlich, dass sie nur über den Rahmen der Therapiesitzungen und nicht über Inhalte sprechen wolle. Die Mutter vermittelt in dem Gespräch ein temperamentvolles, optimistisches zukunftsorientiertes Bild von sich selbst. Für alle gehe das Leben weiter, nur die Patientin „hänge fest“, habe „wohl am meisten abbekommen“. Sie räumt die wichtige Funktion der Patientin als Dolmetscherin und Vermittlerin innerhalb der Familie ein, dass sie die Tochter brauche, diese sich aber auch lösen müsse. Die Mutter sei in Sorge, dass die Patientin in Zukunft immer hungern würde, wenn es mal schwierig werde. Frau R. gelang es in diesem Gespräch auch mit therapeutischer Unterstützung kaum, eigene Bedürfnisse und Wünsche an die Mutter zu artikulieren. Probeweise wurde ein jeweiliges Stopp-Zeichen angeboten, das anzuwenden sei, wenn sich eine durch die andere überlastet und bedrängt fühle.

In den Sitzungen nach dem Familiengespräch berichtet die Patientin wieder vermehrt von Traurigkeit, aber auch von „wütender Lebendigkeit“. Sie bringt Alltagssituationen ein, in denen sie sich übersehen und missverstanden fühlt, erkennt dabei ihre raschen Rückzugstendenzen und ihre Neigung, Probleme mit sich alleine auszumachen, um andere nicht zu belasten und kein schlechtes Bild von sich zu geben. Einzelne Episoden, auch im Hier und Jetzt der therapeutischen Beziehung, können genauer analysiert und die Patientin zu Probehandlungen ermutigt werden.

Die Patientin beginnt mehr zu essen und an Gewicht zuzunehmen, worauf sie mit Stolz und Angst reagiert. Vereinzelt kommt es zu Essanfällen. Die Regelblutung setzt wieder ein.

Abschlussphase der Therapie

Während der Abschlussphase der Therapie finden zahlreiche „äußere“ Veränderungen und Herausforderungen statt. Die Patientin absolviert eine wichtige Prüfung im Studium, gründet eine Wohngemeinschaft mit neuen Freundinnen, fühlt sich „im Studienort angekommen“. Der Vater begibt sich in eine stationäre „Burnout“-Behandlung, gibt seine Arbeitsstelle auf, um sich selbstständig zu machen, seine neue Partnerin bringt Zwillinge auf die Welt. Die Mutter nimmt eine Stelle an und geht eine Beziehung mit einem Mann ein, der kurz darauf überraschend verstirbt.

Die Patientin vermeidet zunächst, über das bevorstehende Therapieende zu sprechen, beginnt aber wieder an den gemeinsamen Vereinbarungen zu rütteln (erscheint kurzfristig nicht zu Sitzungen, muss früher gehen), bis auch dies in Zusammenhang gebracht werden kann. Dann wechseln sich Stolz auf Erreichtes mit Angst vor neuen Situationen und Wut auf die Therapeutin ab, die das alles „angezettelt“ habe und sie nun im Stich lasse. Tageweise kommt es zu anorektischem Essverhalten wie auch zu Essanfällen, was die Patientin aber jeweils rasch selbst begrenzen kann. In der gemeinsamen Bilanzierung werden Fortschritte und nicht Erreichtes benannt (BMI bei Abschluss der Behandlung: $17{,}9\,kg/m^2$), wobei das durch die Therapeutin unterstützte Vertrauen in die eigene gesunde Entwicklung und die Erlaubnis, sich dem „normalen Leben“ widmen zu dürfen, für die Patientin eine besondere Bedeutung zu haben scheint. Darüber hinaus sei es für sie ein wichtiger Schritt gewesen, dem Bündnis mit der Anorexie das therapeutische Bündnis entgegenzusetzen und dieses so zu verinnerlichen, dass sie es auch außerhalb der Sitzungen als inneren Ratgeber nutzen könne.

6 Wirksamkeit

6.1 Wissenschaftlicher Hintergrund

Die wissenschaftliche Evaluation von Therapieverfahren bei Magersucht ist schwierig, da sich – aus dem Krankheitsbild heraus – verschiedene therapeutische und methodische Hindernisse bei der Behandlung von Anorexie-Patientinnen im Rahmen einer Studie ergeben. Im Folgenden werden einige dieser typischen Hindernisse aufgeführt:

Die Durchführung von klinischen Studien bei Anorexie-Patientinnen stellt eine Herausforderung dar

1. Im klassischen Design zur Untersuchung der Wirksamkeit einer Behandlung werden Patienten zufällig verschiedenen Gruppen zugeteilt („randomisiert"), wovon mindestens eine Gruppe die Kontrollbedingung für die zu untersuchende Behandlung darstellt (RCT = *randomised controlled trial*). Da Anorexie-Patientinnen häufig unter einem hohen Druck stehen (durch einen bedrohlich niedrigen BMI, weitere somatische Komplikationen etc.), kann eine Kontrollbedingung, in der entweder die Patientinnen auf eine Behandlung warten müssen oder in der keine genügend supportive Therapie angeboten wird, kaum durchgehalten werden. Solche Studien werden heute auch als nicht ethisch vertretbar angesehen; frühere Studien zeigten hier hohe Abbruchraten in der Kontrollbedingung.
2. Die Prävalenz der Störung ist gering. Die Rekrutierung von genügend Patientinnen für eine randomisiert kontrollierte Studie (RCT) ist somit aufwendig und erfordert die Beteiligung mehrerer Studienzentren.
3. Viele Anorexie-Patientinnen sind ambivalent gegenüber einer stationären oder ambulanten therapeutischen Behandlung. Dadurch kann einerseits die Rekrutierung für ein RCT schwierig sein. Andererseits ist mit hohen Abbruchraten zu rechnen. Dies kann das Ergebnis der Studie verzerren.
4. Durch die Schwere der Störung kann es während einer ambulanten Psychotherapiestudie zu körperlichen Komplikationen kommen, die eine intensivierte stationäre Behandlung erfordern. Die Erfahrung aus früheren Studien zeigt, dass solche Hospitalisierungen zu einem hohen Drop-out aus einer Studie bei Anorexie führen können. Halmi (2005) schlug deshalb vor, dass man im Studienprotokoll eines RCT zur ambulanten Therapie bei Anorexie-Patientinnen eine vorher definierte Zeit der Hospitalisierung zulassen sollte (Halmi et al., 2005).
5. Es ist bis heute nicht klar, welche spezifischen Komponenten einer Therapie bei magersüchtigen Patientinnen auf den Weg zur Heilung führen.

Man weiß zwar aus der klinischen Praxis, dass bestimmte Therapiekomponenten – wie z. B. der Essvertrag und der Fokus auf die Gewichtszunahme – wichtige Bestandteile der Behandlung sind. Dennoch dauert der Weg in die Gesundung der Patientinnen zumeist sehr lange (im Mittel ca. 6 Jahre, Herzog et al., 1997) und es entwickeln trotz therapeutischer Bemühungen ca. 20 % der Patientinnen eine chronische Form der Magersucht mit schwersten somatischen und psychischen Komplikationen (Löwe et al., 2001).

Bislang geringe Evidenz zur Wirksamkeit von Psychotherapie bei Magersucht

Die oben genannten Schwierigkeiten bei der Durchführung eines RCT bei Magersucht führen dazu, dass bisher die Evidenz zur Wirksamkeit spezifischer ambulanter Therapieverfahren bei Magersucht gering ist. In einem 2003 fertiggestellten systematischen Review identifizierten Hay et al. (2003) nur sieben kleinere RCTs zur ambulanten Therapie bei Magersucht, wovon zwei auf Kinder und Jugendliche fokussierten.

Dare et al. (2001) konnten z. B. zeigen, dass die drei spezialisierten Therapiearme – fokale psychoanalytische Therapie, kognitiv-analytische Therapie und familienorientierte Therapie – einer routinemäßigen Behandlung durch Assistenzärzte der Psychiatrie bezüglich der Gewichtszunahme überlegen waren. Gegensätzlich dazu fanden McIntosh et al. (2005), dass Patientinnen in der Kontrollbedingung (supportives klinisches Management) bessere Ergebnisse bezogen auf das globale Outcome zeigten als die Patientinnen in der interpersonellen Therapie (IPT; McIntosh et al., 2005). Pike et al. (2003) konnten nachweisen, dass kognitive Verhaltenstherapie (CBT) – gemessen an der Rückfallrate der Patientinnen – erfolgreicher war als Ernährungsberatung (Pike et al., 2003). Allerdings gab es in dieser Studie eine Abbruchrate von 73 % in der Kontrollbedingung, sodass die Ergebnisse kaum als valide gelten können. Insgesamt kommen die Autoren des Reviews im Jahr 2003 zu dem Schluss, dass die bisherigen Ergebnisse inkonsistent und schwer interpretierbar sind und dass es dringend erforderlich sei, große gut geplante Therapiestudien für das Krankheitsbild Anorexia nervosa durchzuführen.

Seit diesem Review wurden einige weitere RCTs zur ambulanten Therapie bei Anorexie publiziert. Carter et al. (2011) fanden in der Langzeitkatamnese zur oben zitierten Studie von McIntosh (2005), dass sich die Patientinnen der drei Studienarme – IPT, CBT und supportives klinisches Management – im Mittel bezüglich ihres Befindens nach mehr als 5 Jahren nicht unterschieden (Carter et al., 2011). Touyz et al. (2013) fanden in einer Stichprobe von 63 schwer chronifizierten Anorexie-Patientinnen, dass zum Ende der Behandlung die kognitive Verhaltenstherapie der supportiven Kontrollbedingung nicht überlegen war (Touyz et al., 2013). Schmidt et al. (2012) untersuchten die Wirksamkeit von einer störungsorientierten Psychotherapie, die am Maudsley-Klinikum speziell für Anorexie-Patientinnen entwickelt wurde. Diese Therapie basiert auf der Theorie von vier zentralen aufrechterhaltenden Faktoren der Anorexie: kognitive Rigidität, emotional-soziale Einschränkungen, proanorektische Überzeugungen und interpersonelle Probleme (Schmidt et al., 2012; Schmidt & Treasure, 2006). Die randomisiert-kontrollierte Studie zeigte bei 72 Anorexie-Patientinnen keinen Unterschied zwischen dieser spezialisierten Therapie und der supportiven Kontrollbedingung in Bezug auf die BMI-Zunahme oder die Essstörungspathologie.

Die Befunde dieser neueren Studien weisen nicht auf die Wirksamkeit eines spezifischen Behandlungsverfahrens hin. Allerdings ist anzumerken, dass alle zitierten Studien eine relativ kleine Stichprobe eingeschlossen hatten und die Behandlungsdauer mit häufig 20 Therapiesitzungen sehr kurz für die Therapie des komplexen Erkrankungsbildes war. Es stellt sich also die Frage, ob die Studien aufgrund geringer Fallzahlen und auch der zu geringen Therapiedosis keinen Wirksamkeitsnachweis erbringen konnten.

Zusammenfassend kommt auch die aktuelle S3-Leitlinie Essstörung zu dem Ergebnis, dass keine hinreichende Evidenz für die Effektivität von Psychotherapie für Erwachsene mit Anorexie vorliegt (Deutsche Gesellschaft für Psychosomatische Medizin und Psychotherapie & Deutsches Kollegium für Psychosomatische Medizin, 2010). Aus diesem Grund wurde in Deutschland in den Jahren 2007 bis 2011 eine große multizentrische, randomisiert-kontrollierte Studie (RCT) zur ambulanten Therapie bei Magersucht durchgeführt, deren Ergebnisse 2014 publiziert wurden (Zipfel et al., 2014). Diese Studie wird im Folgenden ausführlicher vorgestellt.

6.2 Die ANTOP-Studie

Im Rahmen der ANTOP-Studie (*A*norexia *N*ervosa *T*reamtent of *O*ut*p*atients, ANTOP) wurde untersucht, inwieweit ein manualisiertes, speziell auf die Eigenheiten des Erkrankungsbildes abgestimmtes psychodynamisches (Schauenburg et al., 2009) oder verhaltenstherapeutisches (Fairburn, 2008; Legenbauer & Vocks, 2005) Vorgehen der bisher üblichen Behandlung überlegen ist.

6.2.1 Studiendesign und Teilnehmerinnen

Bei der ANTOP-Studie handelt es sich um eine multizentrische, randomisiert-kontrollierte, ambulante Psychotherapievergleichsstudie

Insgesamt wurden 242 Patientinnen mit Anorexia nervosa an 10 verschiedenen Universitätszentren in die Studie eingeschlossen. Die Teilnahme an der Psychotherapiestudie setzte voraus, dass die Patientinnen volljährig und weiblich waren, einen BMI zwischen 15 kg/m² und 18,5 kg/m² hatten und das Vollbild oder eine subsyndromale Form der Magersucht aufwiesen (subsyndromal definiert als das Fehlen eines diagnostischen Kriteriums der Anorexie nach DSM-IV). Ausschlusskriterien waren u. a. die Einnahme von Neuroleptika und das Vorliegen einer psychotischen oder bipolaren Störung. Weitere Einzelheiten können der Publikation des Studienprotokolls entnommen werden (Wild et al., 2009).

Nach Einschluss in die Studie wurden die Patientinnen in eine der drei Studienbedingungen randomisiert (FPT: fokale psychodynamische Therapie, CBT: kognitiv-behaviorale Therapie, bisher übliche Therapie). In der FPT- und CBT-Gruppe erhielten die Teilnehmerinnen eine störungsorientierte manualisierte Psychotherapie über insgesamt 40 Sitzungen. Das fokale psychodynamische Behandlungsprogramm (FPT) entsprach dem in diesem Buch dargestellten Vorgehen. Die CBT-Behandlung wurde nach Fairburn (2008) und dem Manual der kognitiven Verhaltenstherapie bei Anorexie und Bulimie (Legenbauer & Vocks, 2005) konzipiert. Die Kontrollgruppe erhielt eine Liste mit niedergelassenen Therapeuten sowie die Empfehlung für die Aufnahme einer ambulanten Psychotherapie.

Die Behandlungsdauer im Rahmen der beiden manualisierten Therapieprogramme war auf 10 Monate (40 Sitzungen) festgelegt. Das Hauptzielkriterium für die Wirksamkeit der Therapie war die BMI-Messung zum Ende der Therapie (10 Monate nach Randomisierung). Drei Monate sowie ein Jahr nach Behandlungsende wurden Katamnesen (Verlaufserhebungen) durchgeführt, um längerfristige Effekte sowie die Nachhaltigkeit der Therapien einschätzen zu können.

Zu Beginn der Studie lag der mittlere BMI der 242 eingeschlossenen Patientinnen bei 16,7 kg/m², wobei nahezu drei Viertel (71 %) der Patientinnen einem BMI < 17,5 kg/m² aufwiesen. Ferner zeigte die Hälfte der Patientinnen eine Magersucht vom Binge-Purging-Subtyp. Weitere Charakteristika sind der Hauptpublikation zur Studie zu entnehmen (Zipfel et al., 2014).

6.2.2 Ergebnisse

Für das Gewicht ergaben sich keine signifikanten Unterschiede zwischen den drei Behandlungsarmen

Die Studie wurde von knapp einem Viertel (22,3 %) der Patientinnen innerhalb der ersten 10 Monate vorzeitig abgebrochen. Als Studienabbruch wurde definiert, dass die Patientinnen nicht für weitere Untersuchungen zur Verfügung standen. Zum Zeitpunkt der 1-Jahres-Katamnese betrug die Abbruchrate 30,1 %. Der Anteil der Behandlungsabbrecher, d. h. der Patientinnen, die die Behandlung in den beiden manualisierten Therapiearmen vorzeitig abgebrochen haben, war mit 26,3 % für das Krankheitsbild relativ gering. Abbildung 4 veranschaulicht die Gewichtszunahme der Patientinnen in den drei Studiengruppen über alle Messzeitpunkte hinweg.

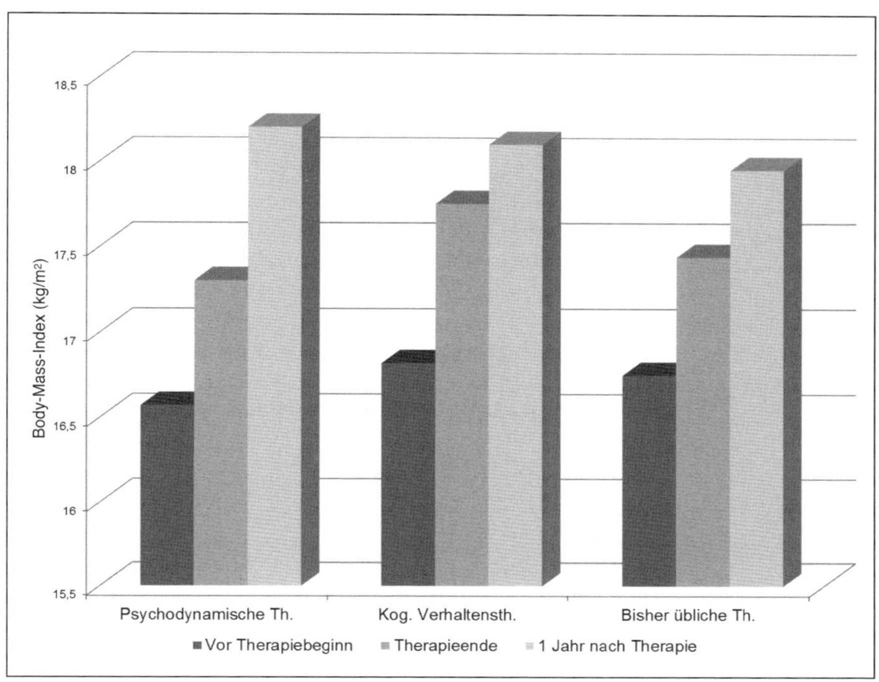

Abbildung 4: Body-Mass-Index vor Therapiebeginn, am Therapieende sowie zum Zeitpunkt der 1-Jahres-Katamnese getrennt für die drei Therapiearme

Abbildung 4 zeigt, dass die Patientinnen im Mittel in allen drei Studienbedingungen über die Zeit deutlich an Gewicht zugenommen haben. Allerdings ergab die Hauptanalyse der BMI-Daten, dass sich die drei Gruppen zu keinem Messzeitpunkt statistisch signifikant im BMI unterschieden.

Zum Ende der Studie und zum Zeitpunkt der 1-Jahres-Katamnese erfolgte – anhand von BMI-Kriterien und einer Fremdbeurteilung der Symptomatik (Psychiatric Status Rating Scale, PSR; Herzog et al., 1993) – eine Einteilung der Patientinnen in drei Gruppen: mit gutem Ergebnis („geheilt"), mittlerem („Teilremission") und schlechtem Ergebnis („Vollbild der Anorexie"). Unmittelbar nach Abschluss der Therapie unterschieden sich die Patientinnen der drei Studienbedingungen nicht in Bezug auf diese globale Beurteilung. Allerdings zeigte sich zum Zeitpunkt der 1-Jahres-Katamnese, dass in der FPT-Gruppe signifikant mehr Patientinnen als „geheilt" eingestuft wurden als in der Kontrollgruppe (35.2 vs. 12.5 %). Abbildung 5 zeigt die globale Einschätzung der Patientinnen über die drei Messzeitpunkte hinweg:

Ein Jahr nach Behandlungsende war die manualisierte fokale psychodynamische Psychotherapie der bisher üblichen Behandlung, bezogen auf das globale klinische Behandlungsergebnis, signifikant überlegen

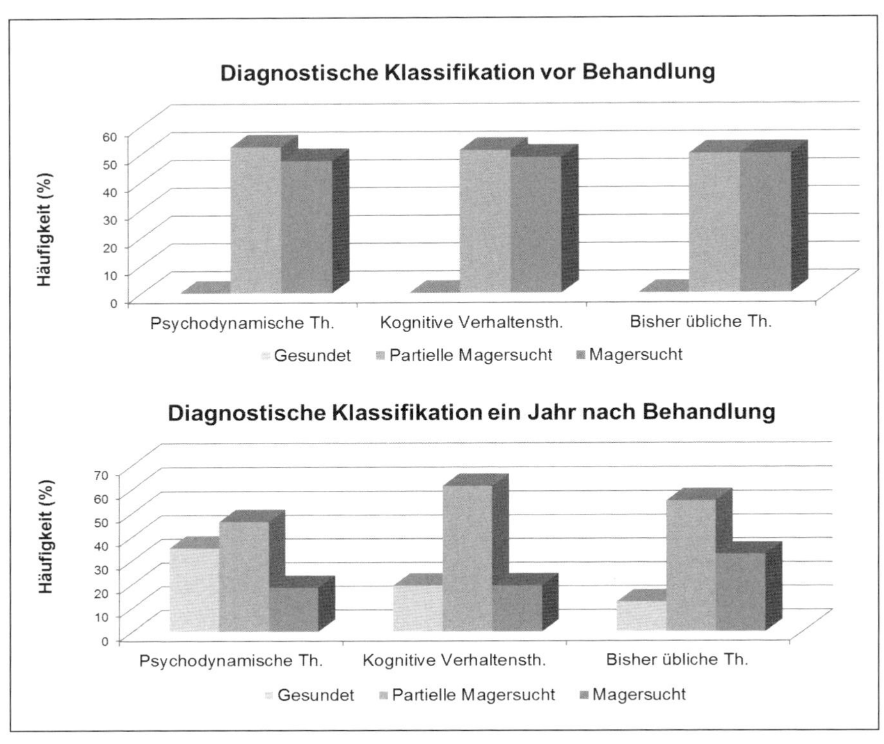

Abbildung 5: Globales Outcome der Therapie, getrennt für die drei Therapiearme

Eine zusätzliche Analyse der ambulanten Therapiedosis ergab keinen Unterschied zwischen den drei Studienarmen. Es zeigte sich jedoch, dass bis zum Zeitpunkt der 1-Jahres-Katamnese die Patientinnen der Kontrollgruppe signifikant häufiger stationäre Aufenthalte gehabt hatten als die Patientinnen der FPT-Gruppe.

Im Rahmen der fokalen psychodynamischen Psychotherapie konnte bei einem Drittel eine Heilung erzielt werden. Knapp ein Fünftel zeigte weiterhin das Vollbild einer Magersucht

6.2.3 Fazit

Die ANTOP-Studie ist die bisher größte RCT zur Überprüfung der Wirksamkeit von ambulanter Psychotherapie bei erwachsenen Anorexie-Patientinnen. Die Studie hebt sich von den bisherigen RCTs nicht nur durch die Größe der Stichprobe ab. Weitere besondere Merkmale sind die vergleichsweise „geringe" Abbruchrate und ein an das Störungsbild angepasstes Studienprotokoll, das eine stationäre Aufnahme über bis zu max. 4 Wochen erlaubt.

Was wir an dieser relativ großen und für Essstörungszentren in Deutschland typischen Stichprobe sehen können, ist, dass sich im Verlauf einer ambulanten 10-monatigen Behandlung im Mittel der BMI signifikant verbessert. Die mittlere BMI-Zunahme in den drei Gruppen bis zur 1-Jahres-Katamnese (FPT: 1,64 kg/m², CBT: 1,28 kg/m², Kontrollgruppe: 1,20 kg/m²) zeigt allerdings auch, wie schwer es für Patientinnen mit Anorexie ist, an Gewicht zuzunehmen.

Die beiden spezialisierten Therapien (FPT, CBT) unterschieden sich im Vergleich zur Kontrollgruppe nicht bezüglich des BMI am Ende der Therapie. Hier ist allerdings zu berücksichtigen, dass die Patientinnen der Kontrollgruppe eine vergleichbare Therapiedosis erhalten haben, das therapeutische Verfahren sowie die Therapeutin frei wählen konnten und die niedergelassenen Therapeutinnen zum Teil mehr Berufserfahrung aufwiesen als die Studientherapeutinnen. Das heißt, die Behandlung in der Kontrollgruppe war vergleichbar „intensiv", was dazu beigetragen haben kann, dass die Unterschiede bezüglich des BMI zwischen den Gruppen nicht signifikant wurden.

Im Hinblick auf die globale Einschätzung der Symptomatik konnte jedoch zum Zeitpunkt der 1-Jahres-Katamnese ein Vorteil für die Patientinnen der FPT-Gruppe im Vergleich zur Kontrollgruppe bestätigt werden. Neben dem BMI wurde die globale Einschätzung der Symptomatik als sekundäres, klinisch relevantes Ergebniskriterium definiert. Des Weiteren zeigte sich der Vorteil der FPT-Behandlung gegenüber der Kontrollgruppe auch in einer geringeren Häufigkeit an stationären Behandlungen.

Insgesamt kann man aus der ANTOP-Studie folgern, dass körperlich stabile Anorexie-Patientinnen mit einem BMI ≥ 15 kg/m² erfolgreich ambulant behandelt werden können. Dennoch zeigen die Ergebnisse erneut, wie schwer die Symptomatik und damit auch die Behandlung der Anorexie ist. Im Hinblick auf die globale Einschätzung der Symptomatik zum Zeitpunkt der 1-Jahres-Katamnese zeigte sich die FPT der Kontrollbehandlung überlegen. Unterschiede in der klinischen Wirksamkeit zwischen CBT und der Kontrollbedingung waren nicht nachweisbar.

Die ANTOP-Studie bestätigt, dass körperlich stabilen erwachsenen Patientinnen mit einem BMI ≥ 15,0 kg/m² primär eine ambulante Behandlung angeboten werden kann

Die Befunde der ANTOP-Studie weisen darauf hin, dass die FPT möglicherweise mehr Zeit zur Entfaltung der Wirksamkeit benötigt bei gleichzeitig besserer Langzeitwirkung. Die Beobachtung eines substanziellen und anhaltenden Therapieeffektes konnte auch für andere interpersonelle Therapieverfahren sowohl bei Essstörungen (Carter et al., 2011; Fairburn et al., 1995) als auch anderen psychischen Erkrankungen (Svartberg et al., 2004) nachgewiesen werden.

7 Weiterführende Literatur

Arbeitskreis OPD (Hrsg.). (2009). *Operationalisierte Psychodynamische Diagnostik OPD-2* (2., überarbeitete Aufl.). Bern: Huber.

Bruch, H. (1980). *Der goldene Käfig. Das Rätsel der Magersucht.* Frankfurt am Main: Fischer.

Reich, G. & Cierpka, M. (Hrsg.). (2010). *Psychotherapie der Essstörungen* (3. Aufl.). Stuttgart: Thieme.

Herpertz, S., de Zwaan, M., Zipfel, S. (Hrsg.). (2008). *Handbuch Essstörungen und Adipositas* (1. Aufl.). Heidelberg: Springer. doi: 10.1007/978-3-540-76882-1

Herzog, W., Munz, D. & Kächele, H. (Hrsg.). (2003). *Essstörungen. Therapieführer und psychodynamische Behandlungskonzepte* (2. Aufl.). Stuttgart: Schattauer.

Herzog, W., Wild, B. & Friederich, H. C. (2012). Anorexia nervosa. In R. H. Adler, W. Herzog, P. Joraschky, K. Köhle, W. Langewitz, W. Söllner & W. Wesiack (Hrsg.), *Uexküll. Psychosomatische Medizin. Theoretische Modelle und Klinische Praxis* (7. Aufl., S. 639–651). München: Urban & Fischer.

8 Literatur

Agras, W. S., Brandt, H. A., Bulik, C. M., Dolan-Sewell, R., Fairburn, C. G., Halmi, K. A. et al. (2004). Report of the National Institutes of Health workshop on overcoming barriers to treatment research in anorexia nervosa. *International Journal of Eating Disorders, 35,* 509–521. doi: 10.1002/eat.10261

American Psychiatric Association (2013). *Diagnostic and Statistical Manual of Mental Disorders, Fifth Edition (DSM-5).* Arlington, VA: American Psychiatric Association.

Arbeitskreis OPD (Hrsg.). (2009). *Operationalisierte Psychodynamische Diagnostik OPD-2.* Bern: Huber.

Arcelus, J., Mitchell, A. J., Wales, J. & Nielsen, S. (2011). Mortality rates in patients with anorexia nervosa and other eating disorders. A meta-analysis of 36 studies. *Archives of General Psychiatry, 68,* 724–731.

Bartholomew, K., Kwong, M. J. & Hart, S. D. (2001). Attachment. In W. J. Livesley (Ed.), *Handbook of Personality Disorders: Theory, Research, and Treatment* (pp. 196–230). New York: Guilford.

Bers, S. A., Besser, A., Harpaz-Rotem, I. & Blatt, S. J. (2013). An empirical exploration of the dynamics of anorexia nervosa: representations of self, mother and father. *Psychoanalytic Psychology, 30,* 188–209. doi: 10.1037/a0032512

Boris, H. N. (1984). The problem of anorexia nervosa. *International Journal of Psychoanalysis, 65,* 315–322.

Brockmeyer, T., Bents, H., Holtforth, M. G., Pfeiffer, N., Herzog, W. & Friederich, H. C. (2012). Specific emotion regulation impairments in major depression and anorexia nervosa. *Psychiatry Research, 200,* 550–553. doi: 10.1016/j.psychres.2012.07.009

Brockmeyer, T., Grosse, H. M., Bents, H., Herzog, W. & Friederich, H. C. (2013). Lower body weight is associated with less negative emotions in sad autobiographical memories of patients with anorexia nervosa. *Psychiatry Research, 210,* 548–552. doi: 10.1016/j.psychres.2013.06.024

Brockmeyer, T., Holtforth, M. G., Bents, H., Kammerer, A., Herzog, W. & Friederich, H. C. (2012). Starvation and emotion regulation in anorexia nervosa. *Comprehensive Psychiatry, 53,* 496–501. doi: 10.1016/j.comppsych.2011.09.003

Brockmeyer, T., Holtforth, M. G., Bents, H., Kammerer, A., Herzog, W. & Friederich, H. C. (2013). Interpersonal motives in anorexia nervosa: the fear of losing one's autonomy. *Journal of Clinical Psychology, 69,* 278–289. doi: 10.1002/jclp.21937

Bruch, H. (1980). *Der goldene Käfig. Das Rätsel der Magersucht.* Frankfurt am Main: Fischer.

Bulik, C. M., Sullivan, P. F., Tozzi, F., Furberg, H., Lichtenstein, P. & Pedersen, N. L. (2006). Prevalence, heritability, and prospective risk factors for anorexia nervosa. *Archives of General Psychiatry, 63,* 305–312. doi: 10.1001/archpsyc.63.3.305

Carter, F. A., Jordan, J., McIntosh, V. V., Luty, S. E., McKenzie, J. M., Frampton, C. M. et al. (2011). The long-term efficacy of three psychotherapies for anorexia nervosa: a randomized, controlled trial. *International Journal of Eating Disorders, 44,* 647–654. doi: 10.1002/eat.20879

Cassin, S.E. & Ranson, K.M. von (2005). Personality and eating disorders: A decade in review. *Clinical Psychology Review, 25,* 895–916. doi: 10.1016/j.cpr.2005.04.012

Cervera, S., Lahortiga, F., Martinez-Gonzalez, M.A., Gual, P., de Irala-Estevez, J. & Alonso, Y. (2003). Neuroticism and low self-esteem as risk factors for incident eating disorders in a prospective cohort study. *International Journal of Eating Disorders, 33,* 271–280. doi: 10.1002/eat.10147

Cierpka, M., Reich, G. (2010). Familien- und paartherapeutische Behandlung von Anorexie und Bulimie. In G. Reich & M. Cierpka (Hrsg.), *Psychotherapie der Essstörungen* (3. Aufl., S. 164–198). Stuttgart: Thieme.

Clarkin, J.F., Fonagy, P. & Gabbard, G.O. (2013). *Psychodynamische Psychotherapie der Persönlichkeitsstörungen. Handbuch für die klinische Praxis.* Stuttgart: Schattauer.

Cloninger, C.R., Svrakic, D.M. & Przybeck, T.R. (1993). A psychobiological model of temperament and character. *Archives of General Psychiatry, 50,* 975–990. doi: 10.1001/archpsyc.1993.01820240059008

Cnattingius, S., Hultman, C.M., Dahl, M. & Sparen, P. (1999). Very preterm birth, birth trauma, and the risk of anorexia nervosa among girls. *Archives of General Psychiatry, 56,* 634–638. doi: 10.1001/archpsyc.56.7.634

Currin, L., Schmidt, U., Treasure, J. & Jick, H. (2005). Time trends in eating disorder incidence. *British Journal of Psychiatry, 186,* 132–135. doi: 10.1192/bjp.186.2.132

Dare, C., Eisler, I., Russell, G., Treasure, J. & Dodge, L. (2001). Psychological therapies for adults with anorexia nervosa: randomised controlled trial of out-patient treatments. *British Journal of Psychiatry, 178,* 216–221. doi: 10.1192/bjp.178.3.216

Deutsche Gesellschaft für Psychosomatische Medizin und Psychotherapie & Deutsches Kollegium für Psychosomatische Medizin (Hrsg.). (2010). *Diagnostik und Therapie der Essstörungen* (S3-Leitlinie).Verfügbar unter www.awmf.org/leitlinien

Eddy, K.T., Hennessey, M. & Thompson-Brenner, H. (2007). Eating pathology in East African women: the role of media exposure and globalization. *The Journal of Nerve and Mental Disease, 195,* 196–202. doi: 10.1097/01.nmd.0000243922.49394.7d

Egan, S.J., Wade, T.D. & Shafran, R. (2011). Perfectionism as a transdiagnostic process: a clinical review. *Clinical Psychology Review, 31,* 203–212. doi: 10.1016/j.cpr.2010.04.009

Fairburn, C.G. (Ed.). (2008). *Cognitive Behavior Therapy and Eating Disorders.* London: Guilford.

Fairburn, C.G., Norman, P.A., Welch, S.L., O'Connor, M.E., Doll, H.A. & Peveler, R.C. (1995). A prospective study of outcome in bulimia nervosa and the long-term effects of three psychological treatments. *Archives of General Psychiatry, 52,* 304–312. doi: 10.1001/archpsyc.1995.03950160054010

Favaro, A., Tenconi, E. & Santonastaso, P. (2006). Perinatal factors and the risk of developing anorexia nervosa and bulimia nervosa. *Archives of General Psychiatry, 63,* 82–88. doi: 10.1001/archpsyc.63.1.82

Fichter, M. & Quadflieg, N. (1999). *Strukturiertes Inventar für Anorektische und Bulimische Eßstörungen nach DSM-IV und ICD-10. (SIAB).* Göttingen: Hogrefe.

First, M.B., Spitzer, R.L., Williams, J.B. & Gibbon, M. (Eds.). (1995). *Structured Clinical Interview for DSM-IV (SCID).* Washington, DC: American Psychiatric Association.

Friederich, H.C. (2008). Medizinische Komplikationen bei Anorexia und Bulimia nervosa. In S. Herpertz, M. de Zwaan & S. Zipfel (Hrsg.), *Handbuch Essstörungen und Adipositas* (1. Aufl., 152–157). Heidelberg: Springer.

Friederich, H.C., Walther, S., Bendszus, M., Biller, A., Thomann, P., Zeigermann, S. et al. (2012). Grey matter abnormalities within cortico-limbic-striatal circuits in acute and weight-restored anorexia nervosa patients. *NeuroImage, 59,* 1106–1113. doi: 10.1016/j.neuroimage.2011.09.042

Friederich, H.C., Wu, M., Simon, J.J. & Herzog, W. (2013). Neurocircuit function in eating disorders. *International Journal of Eating Disorders, 46,* 425–432. doi: 10.1002/eat.22099

Garner, D.M. & Bemis, K.M. (1982). A cognitive-behavioral approach to anorexia nervosa. *Cognitive Therapy and Research, 6,* 123–150. doi: 10.1007/BF01183887

Geigges, W. (2003). Das Paar und Familiengespräch. In K. Fritzsche, W. Geigges, R. Richter & M. Wirsching (Hrsg.), *Psychosomatische Grundversorgung* (S. 100–119). Berlin: Springer.

Ghaderi, A. & Scott, B. (2001). Prevalence, incidence and prospective risk factors for eating disorders. *Acta Psychiatrica Scandinavica, 104,* 122–130. doi: 10.1034/j.1600-0447.2001.00298.x

Godart, N.T., Flament, M.F., Perdereau, F. & Jeammet, P. (2002). Comorbidity between eating disorders and anxiety disorders: a review. *International Journal of Eating Disorders, 32,* 253–270. doi: 10.1002/eat.10096

Godart, N.T., Perdereau, F., Rein, Z., Berthoz, S., Wallier, J., Jeammet, P. et al. (2007). Comorbidity studies of eating disorders and mood disorders. Critical review of the literature. *Journal of Affective Disorders, 97,* 37–49.

Habermas, T. (1994). *Zur Geschichte der Magersucht: Eine medizinpsychologische Rekonstruktion.* Frankfurt am Main: Fischer.

Halmi, K.A., Agras, W.S., Crow, S., Mitchell, J., Wilson, G.T., Bryson, S.W. et al. (2005). Predictors of treatment acceptance and completion in anorexia nervosa: implications for future study designs. *Archives of General Psychiatry, 62,* 776–781. doi: 10.1001/archpsyc.62.7.776

Hay, P., Bacaltchuk, J., Claudino, A., Ben-Tovim, D. & Yong, P. (2003). Individual psychotherapy in the outpatient treatment of adults with anorexia nervosa. *Cochrane Database of Systematic Reviews, 4,* CD003909. doi: 10.1002/14651858.CD003909

Herzog, D.B., Sacks, N.R., Keller, M.B., Lavori, P.W., Ranson, K.B. von & Gray, H.M. (1993). Patterns and predictors of recovery in anorexia nervosa and bulimia nervosa. *Journal of the American Academy of Child and Adolescent Psychiatry, 32,* 835–842. doi: 10.1097/00004583-199307000-00020

Herzog, W., Kronmuller, K.T., Hartmann, M., Bergmann, G. & Kroger, F. (2000). Family perception of interpersonal behavior as a predictor in eating disorders: a prospective, six-year followup study. *Family Process, 39,* 359–374. doi: 10.1111/j.1545-5300.2000.39307.x

Herzog, W., Minne, H., Deter, C., Leidig, G., Schellberg, D., Wuster, C. et al. (1993). Outcome of bone mineral density in anorexia nervosa patients 11.7 years after first admission. *Journal of Bone and Mineral Research, 8,* 597–605.

Herzog, W., Schellberg, D. & Deter, H.C. (1997). First recovery in anorexia nervosa patients in the long-term course: a discrete-time survival analysis. *Journal of Consulting and Clinical Psychology, 65,* 169–177. doi: 10.1037/0022-006X.65.1.169

Hilbert, A. & Tuschen-Caffier, B. (2006). *Eating Disorder Examination – Questionnaire. Deutsche Übersetzung.* Münster: Verlag für Psychotherapie, PAG Institut für Psychologie AG.

Hilbert, A., Tuschen-Caffier, B. & Ohms, M. (2004). Eating Disorder Examination: Deutschsprachige Version des strukturierten Essstörungsinterviews. *Diagnostica, 50,* 98–106. doi: 10.1026/0012-1924.50.2.98

Hudson, J.I., Hiripi, E., Pope, H.G. & Kessler, R.C. (2007). The prevalence and correlates of eating disorders in the National Comorbidity Survey Replication. *Biological Psychiatry, 61,* 348–358. doi: 10.1016/j.biopsych.2006.03.040

Jacobi, C., Hayward, C., de Zwaan, M., Kraemer, H. C. & Agras, W. S. (2004). Coming to terms with risk factors for eating disorders: application of risk terminology and suggestions for a general taxonomy. *Psychological Bulletin, 130,* 19–65. doi: 10.1037/0033-2909.130.1.19

Kaye, W. H., Bulik, C. M., Thornton, L., Barbarich, N. & Masters, K. (2004). Comorbidity of anxiety disorders with anorexia and bulimia nervosa. *American Journal of Psychiatry, 161,* 2215–2221. doi: 10.1176/appi.ajp.161.12.2215

Kaye, W. H., Fudge, J. L. & Paulus, M. (2009). New insights into symptoms and neurocircuit function of anorexia nervosa. *Nature Review Neuroscience, 10,* 573–584. doi: 10.1038/nrn2682

Keski-Rahkonen, A., Hoek, H. W., Susser, E. S., Linna, M. S., Sihvola, E., Raevuori, A. et al. (2007). Epidemiology and course of anorexia nervosa in the community. *American Journal of Psychiatry, 164,* 1259–1265. doi: 10.1176/appi.ajp.2007.06081388

Keys, A., Brozek, J., Henschel, A., Mickelsen, O. & Taylor, H. L. (1950). *The Biology of Human Starvation* (Vols. I-II). Minneapolis, MN: University of Minnesota Press.

Kotler, L. A., Cohen, P., Davies, M., Pine, D. S. & Walsh, B. T. (2001). Longitudinal relationships between childhood, adolescent, and adult eating disorders. *Journal of the American Academy of Child and Adolescent Psychiatry, 40,* 1434–1440. doi: 10.1097/00004583-200112000-00014

Kröger, F., Bergmann, G., Herzog, W. & Petzold, E. (2006). Familienorientierung und Familientherapie. In W. Herzog, D. Munz & H. Kächele (Hrsg.), *Essstörungen. Therapieführer und psychodynamische Behandlungskonzepte* (2. Aufl., S. 147–161). Stuttgart: Schattauer.

Legenbauer, T. & Vocks, S. (Hrsg.). (2005). *Manual der kognitiven Verhaltenstherapie bei Anorexie und Bulimie*. Berlin: Springer.

Lilenfeld, L. R., Wonderlich, S., Riso, L. P., Crosby, R. & Mitchell, J. (2006). Eating disorders and personality: a methodological and empirical review. *Clinical Psychology Review, 26,* 299–320. doi: 10.1016/j.cpr.2005.10.003

Löwe, B., Zipfel, S., Buchholz, C., Dupont, Y., Reas, D. L. & Herzog, W. (2001). Long-term outcome of anorexia nervosa in a prospective 21-year follow-up study. *Psychological Medicine, 31,* 881–890. doi: 10.1017/S003329170100407X

McIntosh, V. V., Jordan, J., Carter, F. A., Luty, S. E., McKenzie, J. M., Bulik, C. M. et al. (2005). Three psychotherapies for anorexia nervosa: a randomized, controlled trial. *American Journal of Psychiatry, 162,* 741–747. doi: 10.1176/appi.ajp.162.4.741

Palazzoli, M. S., Cirillo, S., Selvini, M. & Laermann, K. (1999). *Anorexie und Bulimie: Neue familientherapeutische Perspektiven*. Stuttgart: Klett-Cotta.

Paul, T. & Thiel, A. (2004). *Eating Disorder Inventory-2. Deutsche Version. Manual*. Göttingen: Hogrefe.

Perkins, S. J., Keville, S., Schmidt, U. & Chalder, T. (2005). Eating disorders and irritable bowel syndrome: is there a link? *Journal of Psychosomatic Research, 59,* 57–64.

Pike, K. M., Walsh, B. T., Vitousek, K., Wilson, G. T. & Bauer, J. (2003). Cognitive behavior therapy in the posthospitalization treatment of anorexia nervosa. *American Journal of Psychiatry, 160,* 2046–2049. doi: 10.1176/appi.ajp.160.11.2046

Reich, G. (Hrsg.). (2003). *Familientherapie der Essstörungen*. Göttingen: Hogrefe.

Reich, G. (2010a). Psychodynamische Aspekte der Bulimie und Anorexie. In G. Reich & M. Cierpka (Hrsg.), *Psychotherapie der Essstörungen* (3. Aufl., S. 72–92). Stuttgart: Thieme.

Reich, G. (2010b). Ambulante psychodynamische Therapie bei Bulimie und Anorexie. In G. Reich & M. Cierpka (Hrsg.), *Psychotherapie der Essstörungen* (3. Aufl., S. 93–109). Stuttgart: Thieme.

Röhricht, F. (2008). Die multimodale körperorientierte Psychotherapie (KPT) der Essstörungen – theoretische und erfahrungsbezogene Ansätze für eine Manualisierung. In P. Joraschky, H. Lausberg & H. Pöhlmann (Hrsg.), *Körperorientierte Diagnostik und Psychotherapie bei Essstörungen* (S. 281–293). Gießen: Psychosozial-Verlag.

Rudolf, G. (Hrsg.). (2006). *Strukturbezogene Psychotherapie: Leitfaden zur Psychodynamischen Psychotherapie Struktureller Störungen*. Stuttgart: Schattauer.

Saß, H., Wittchen, H.-U., Zaudig, M. & Houben, I. (2003). *Diagnostisches und Statistisches Manual Psychischer Störungen – Textrevision DSM-TR*. Göttingen: Hogrefe.

Schauenburg, H., Friederich, H. C., Wild, B., Zipfel, S. & Herzog, W. (2009). Focal psychodynamic psychotherapy of anorexia nervosa. *Psychotherapeut, 54,* 270–280. doi: 10.1007/s00278-009-0668-4

Schauenburg, H. & Hofmann, B. (2007). *Psychotherapie der Depression*. Stuttgart: Thieme.

Schmidt, U., Oldershaw, A., Jichi, F., Sternheim, L., Startup, H., McIntosh, V. et al. (2012). Out-patient psychological therapies for adults with anorexia nervosa: randomised controlled trial. *British Journal of Psychiatry, 201,* 392–399. doi: 10.1192/bjp.bp.112.112078

Schmidt, U. & Treasure, J. (2006). Anorexia nervosa: valued and visible. A cognitive-interpersonal maintenance model and its implications for research and practice. *British Journal of Clinical Psychology, 45,* 343–366.

Schneider, G. (2004). Die psychoanalytisch fundierte Behandlung anorektischer Patientinnen – ein Zwei-Phasen-Modell. In W. Herzog, D. Munz & H. Kächele (Hrsg.), *Essstörungen. Therapieführer und psychodynamische Behandlungskonzepte* (2. Aufl., S. 94–106). Stuttgart: Schattauer.

Schors, R. & Huber, D., (2003). Psychoanalytisch denken, verhaltentherapeutisch handeln? In W. Herzog, D. Munz & H. Kächele (Hrsg.), *Essstörungen. Therapieführer und psychodynamische Behandlungskonzepte* (2. Aufl., S. 60–81). Stuttgart: Schattauer.

Serpell, L., Treasure, J., Teasdale, J. & Sullivan, V. (1999). Anorexia nervosa: friend or foe? *International Journal of Eating Disorders, 25,* 177–186.

Smink, F. R. E., van Hoeken, D. & Hoek, H. W. (2012). Epidemiology of eating disorders: incidence, prevalence and mortality rates. *Current Psychiatry Reports, 14,* 406–414. doi: 10.1007/s11920-012-0282-y

Steinhausen, H. C. (2002). The outcome of anorexia nervosa in the 20th century. *American Journal of Psychiatry, 159,* 1284–1293. doi: 10.1176/appi.ajp.159.8.1284

Svartberg, M., Stiles, T. C. & Seltzer, M. H. (2004). Randomized, controlled trial of the effectiveness of short-term dynamic psychotherapy and cognitive therapy for cluster C personality disorders. *American Journal of Psychiatry, 161,* 810–817. doi: 10.1176/appi.ajp.161.5.810

The McKnight Investigators (2003). Risk factors for the onset of eating disorders in adolescent girls: results of the McKnight longitudinal risk factor study. *American Journal of Psychiatry, 160,* 248–254.

Thomä, H. & Kächele, H. (Hrsg.). (2006). *Psychoanalytische Therapie – Grundlagen* (3. Aufl.). Heidelberg: Springer.

Thomä, H. (1961). *Anorexia nervosa. Geschichte, Klinik, Theorien der Pubertätsmagersucht.* Bern: Huber.

Touyz, S., le Grange, D., Lacey, H., Hay, P., Smith, R., Maguire, S. et al. (2013). Treating severe and enduring anorexia nervosa: a randomized controlled trial. *Psychological Medicine, 43,* 2512–2512.

Trace, S. E., Baker, J. H., Penas-Lledo, E. & Bulik, C. M. (2013). The genetics of eating disorders. *Annual Review of Clinical Psychology, 9,* 589–620. doi: 10.1146/annurev-clinpsy-050212-185546

Treasure, J., Claudino, A. M. & Zucker, N. (2010). Eating disorders. *Lancet, 375,* 583–593. doi: 10.1016/S0140-6736(09)61748-7

Troop, N. A., Allan, S., Treasure, J. L. & Katzman, M. (2003). Social comparison and submissive behaviour in eating disorder patients. *Psychology and Psychotherapy, 76,* 237–249. doi: 10.1348/147608303322362479

Ward, A., Ramsay, R., Turnbull, S., Benedettini, M. & Treasure, J. (2000). Attachment patterns in eating disorders: past in the present. *International Journal of Eating Disorders, 28,* 370–376. doi: 10.1002/1098-108X(200012)28:4<370::AID-EAT4>3.0.CO;2-P

Weber, G. & Stierlin, H. (Hrsg.). (2003). *In Liebe entzweit. Ein systemischer Ansatz zum Verständnis und zur Behandlung der Magersuchtsfamilie* (2.Aufl.). Heidelberg: Carl-Auer Verlag.

WHO/Dilling, H., Mombour, W. & Schmidt, M.-H. (Hrsg.). (2000). *Internationale Klassifikation psychischer Störungen. ICD-10 Kapitel V (F). Klinisch-diagnostische Leitlinien* (4. Aufl.). Bern: Huber.

Wild, B., Friederich, H. C., Gross, G., Teufel, M., Herzog, W., Giel, K. E. et al. (2009). The ANTOP study: focal psychodynamic psychotherapy, cognitive-behavioural therapy, and treatment-as-usual in outpatients with anorexia nervosa – a randomized controlled trial. *Trials, 10,* 23. doi: 10.1186/1745-6215-10-23

Wittchen, H-U., Zaudig, M. & Fydrich, T. (1997). *Strukturiertes Klinisches Interview für DSM-IV Achse I und II.* Göttingen: Hogrefe.

Wöller, W. & Kruse, J. (Hrsg.). (2006). *Tiefenpsychologisch fundierte Psychotherapie. Basisbuch und Praxisleitfaden.* Stuttgart: Schattauer.

Zastrow, A., Kaiser, S., Stippich, C., Walther, S., Herzog, W., Tchanturia, K. et al. (2009). Neural correlates of impaired cognitive-behavioral flexibility in anorexia nervosa. *American Journal of Psychiatry, 166,* 608–616. doi: 10.1176/appi.ajp.2008.08050775

Zimmermann, J., Ehrenthal, J. C., Cierpka, M., Schauenburg, H., Doering, S., Benecke, C. (2012). Assessing the level of structural integration using operationalized psychodynamic diagnosis (OPD): implications for DSM-5. *Journal of Personality Assessment, 94* (5), 522–532.

Zipfel, S., Lowe, B., Reas, D. L., Deter, H. C. & Herzog, W. (2000). Long-term prognosis in anorexia nervosa: lessons from a 21-year follow-up study. *Lancet, 355,* 721–722. doi: 10.1016/S0140-6736(99)05363-5

Zipfel, S., Seibel, M. J., Lowe, B., Beumont, P. J., Kasperk, C. & Herzog, W. (2001). Osteoporosis in eating disorders: a follow-up study of patients with anorexia and bulimia nervosa. *The Journal of Clinical Endocrinology & Metabolism, 86,* 5227–5233.

Zipfel, S., Wild, B., Groß, G., Friederich, H. C., Teufel, M., Schellberg, D. et al. (2014). The ANTOP Study: Focal psychodynamic therapy, cognitive behavior therapy and optimized treatment as usual in outpatients with anorexia nervosa – a randomized controlled trial. *Lancet, 383,* 127–137. doi: 10.1016/S0140-6736(13)61746-8

Anhang

Gewichtskurve

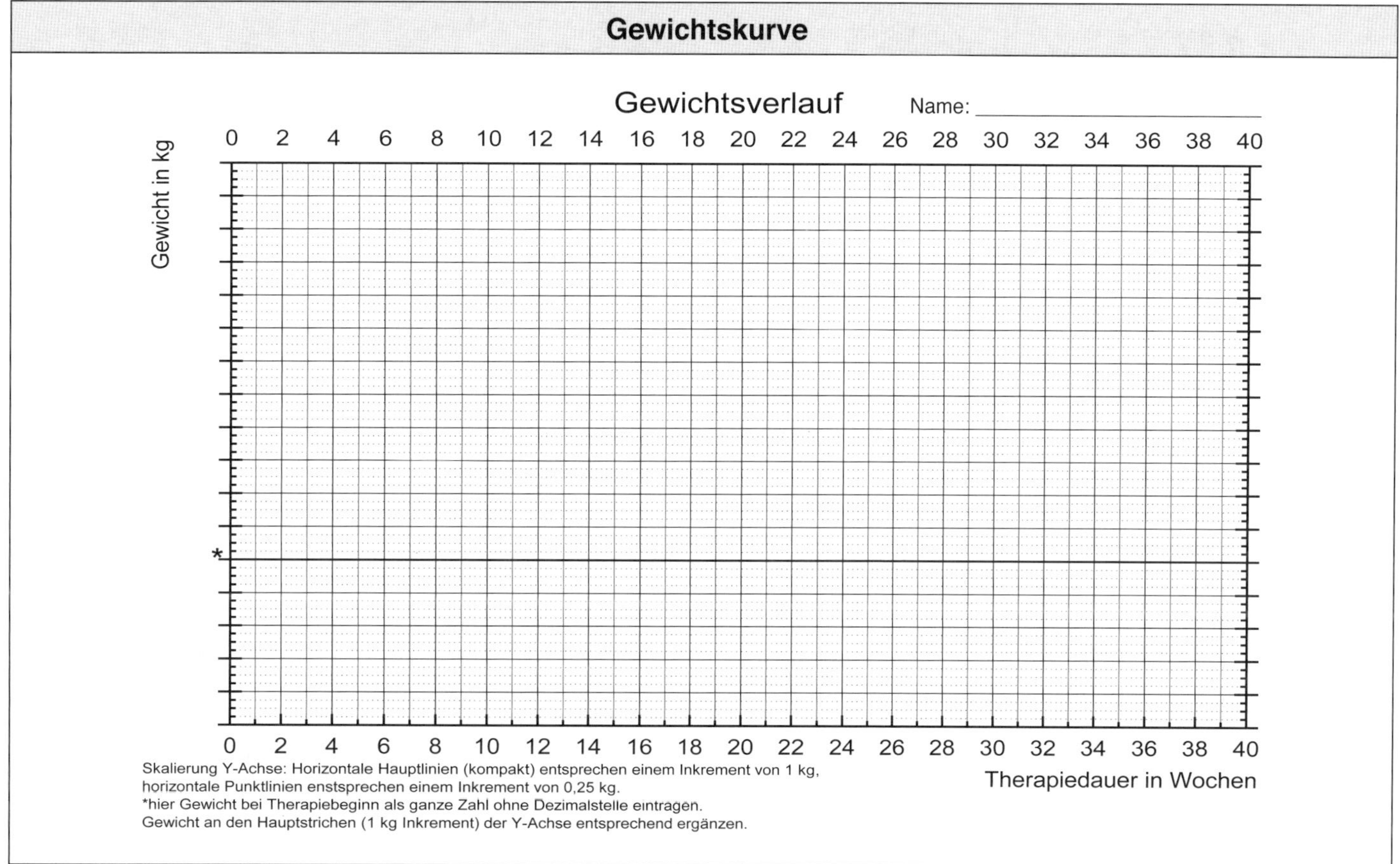

Skalierung Y-Achse: Horizontale Hauptlinien (kompakt) entsprechen einem Inkrement von 1 kg, horizontale Punktlinien enstsprechen einem Inkrement von 0,25 kg.

*hier Gewicht bei Therapiebeginn als ganze Zahl ohne Dezimalstelle eintragen.

Gewicht an den Hauptstrichen (1 kg Inkrement) der Y-Achse entsprechend ergänzen.

Ernährungsleitfaden für Anorexie-Patientinnen[1]

Liebe Patientin,

mit dem vorliegenden Leitfaden möchten wir Sie über allgemeine Aspekte einer ausgewogenen und gesunden Ernährungsweise sowie Besonderheiten des Kostaufbaus nach Unter- und Mangelernährung informieren. Durch die Aufnahme von Nahrung erhält der Körper nicht nur Energie, sondern wird auch mit lebensnotwendigen „Mikronährstoffen (Vitamine, Mineralstoffe, Spurenelemente, Ballaststoffe, sekundäre Pflanzeninhaltsstoffe) versorgt. Eine regelmäßige, gesunde und ausgewogene Ernährungsweise lässt sich durch die Beantwortung der Fragen „Wann, wie, was und wie viel esse ich?" beschreiben.

1 Wann esse ich? – Der regelmäßige Mahlzeitenrhythmus

Als ersten Schritt auf dem Weg zur Normalisierung Ihres Essverhaltens sollten Sie wieder eine regelmäßige Mahlzeitenstruktur einführen. Basierend auf Erkenntnissen zu Stoffwechselprozessen nach Nahrungsaufnahme und im Hungerzustand ergibt sich für den gesunden Erwachsenen, dass es allgemein sinnvoll ist, zwischen 2 Mahlzeiten je nach Portionsgröße einen zeitlichen Abstand von ca. 2 Stunden und maximal ca. 6 bis 7 Stunden einzuhalten. Daraus resultiert die allgemeine Empfehlung von 3 bis 6 Mahlzeiten pro Tag.

Was bedeutet diese Empfehlung für mich als Anorexie-Patientin?

Da Anorexia-Nervosa-Patientinnen in der Regel, zumindest zu Beginn ihrer Gesundung, kleinere Portionen bevorzugen, hat sich in der klinischen Praxis die Einführung von drei Hauptmahlzeiten und zwei Zwischenmahlzeiten („Snacks") sowie einer zusätzlichen Spätmahlzeit als sinnvoll herausgestellt:

Regelmäßige Mahlzeitenstruktur mit 6 Mahlzeiten pro Tag.

Magersüchtigen, die Probleme mit der Größe der Essensportionen haben bzw. bei denen eine Gewichtszunahme ausbleibt, empfehlen wir, häufiger als dies für gesunde Erwachsene empfohlen wird, kleinere Nahrungsmengen zu sich zu nehmen:

Bei Bedarf: Regelmäßige Mahlzeitenstruktur mit 9 Mahlzeiten pro Tag.

1 Wir bedanken uns bei Sandra Schild für die Mitarbeit bei der Erstellung des Ernährungsleitfadens.

2 Was und wie viel esse ich? – Nahrungszusammensetzung und Portionsgröße

Die Ernährungsempfehlungen zum vollwertigen Essen und Trinken für gesunde Erwachsene werden von der Deutschen Gesellschaft für Ernährung (DGE) grafisch anschaulich als Ernährungskreis dargestellt (siehe Abbildung 1). Die Kreissegmente des Ernährungskreises symbolisieren die 7 Lebensmittelgruppen und die Größe der Segmente stellt die empfohlene Lebensmittelmenge dar. Die Getränke machen eine nahezu gleich große Gewichtsmenge wie die übrigen Lebensmittel aus und werden im Zentrum des Kreises geführt. Diese, Ihnen im Folgenden vorgestellten Empfehlungen für gesunde Erwachsene beschreiben Ihre Zielportionsgrößen und -häufigkeiten, mit der Sie Lebensmittel dieser Gruppen verzehren sollen.

Da Alltagsgegenstände und Ihre Hände allzeit griffbereit zur Verfügung stehen, egal ob Sie nun zu Hause, im Restaurant oder bei Freunden essen, versuchen wir Ihnen eine Vorstellung der Mengenempfehlungen mithilfe dieser Größen zu vermitteln. Die nachfolgenden Angaben orientieren sich an den aktuellen Empfehlungen der DGE. Weitere Einzelheiten finden Sie auf der Internetseite der DGE (www.dge.de). Sofern von diesen allgemeinen Empfehlungen abgewichen wird, ist dies entsprechend gekennzeichnet. Mit 1,5 l/d stellt dabei die Gruppe der Getränke den mengenmäßig größten Anteil der Nahrungsaufnahme dar. Hier kann Ihnen ein normales Trinkglas oder ein Kaffee-/Teebecher als ein Maß für eine Portion dienen, womit Sie also ca. 7 bis 11 Gläser/Becher pro Tag trinken sollten.

Von Lebensmitteln aus den Gruppen „Obst" und „Gemüse und Salat" sollten 5 Portionen pro Tag, teils roh, teils verarbeitet, verzehrt werden. Genauer empfiehlt die DGE, mindestens 2 Portionen Obst und 3 Portionen der Lebensmittelgruppe „Gemüse und Salat" zu sich zu nehmen. Ganzes Obst und Gemüse von der ungefähren Größe einer Hand (z. B. Apfel, Banane, Orange …) sowie 2 Hände voll zerkleinertes Obst und Gemüse stellen ungefähr eine Portion dieser Lebensmittelgruppen dar. Durch diese Lebensmittel wird ein hoher Anteil der täglich benötigten Vitamine, Mineralstoffe, Spurenelemente und Ballaststoffe zugeführt und die Flüssigkeitszufuhr ergänzt.

Zu jeder Hauptmahlzeit, d. h. mindestens 3 Portionen täglich, werden Ihnen Getreide, Getreideprodukte bzw. Kartoffeln empfohlen, die vor allem Kohlenhydrate als Hauptenergiequelle, Ballaststoffe, Spurenelemente und Vitamine beinhalten. In der Lebensmittelgruppe „Getreide, Getreideprodukte, Kartoffeln" sind 2 bis 3 Scheiben Brot ungefähr eine Portion zur Hauptmahlzeit. Als Alltagsgegenstand können hier 2 Glühbirnen die ungefähre Menge einer Portion Reis, Nudeln oder Kartoffeln abbilden.

Die empfohlenen Mengenangaben der Lebensmittel aus der Gruppe „Fleisch, Wurst, Fisch und Eier" beziehen sich nicht auf den täglichen Verzehr, sondern geben eine Orientierung für die Aufnahme im Laufe einer Woche. So sollte 1- bis 2-mal pro Woche eine Portion Fisch verzehrt werden. In Maßen werden Fleisch, Wurst und Eier empfohlen.

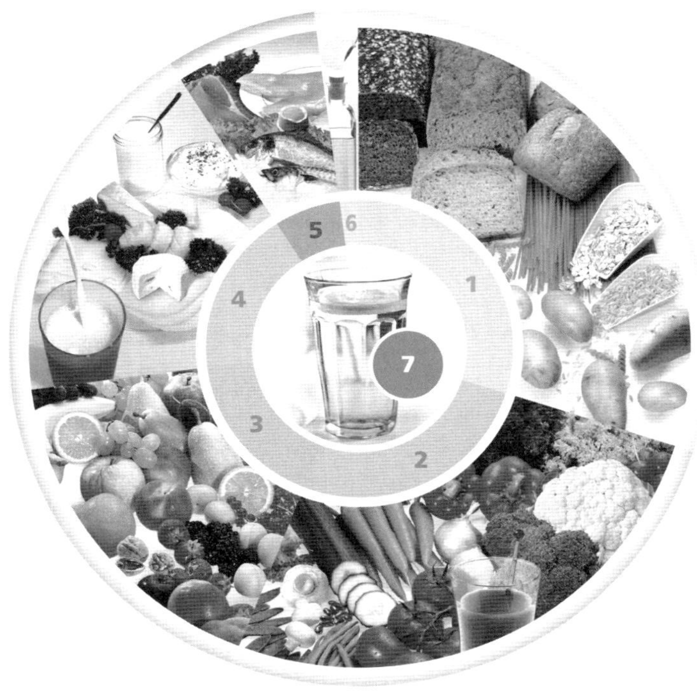

Abbildung 1: DGE-Ernährungskreis ® (© Deutsche Gesellschaft für Ernährung e. V., Bonn)

Zur Verdeutlichung einer Portion Fleisch, Fisch oder Geflügel kann ein Kartenspiel (2 Skatblätter) genutzt werden. Aufeinander liegend steht es für ein dickes Stück Fleisch oder Fisch und hat dann die Grundfläche von ungefähr einem Handteller. Platziert man die beiden Kartensets nebeneinander, nehmen Sie ungefähr eine handgroße Fläche ein, symbolisieren damit also ein weniger dickes Stück Fleisch.

Wenn Sie auf den Verzehr von Fleisch und Fisch verzichten möchten, lässt sich Ihre Proteinversorgung gut durch eine geschickte Kombination von Milcheiweiß bzw. Eiern und pflanzlichen Eiweißquellen erreichen. Häufig verzehrte und beliebte Gerichte sind dabei z. B. Vollkornbrot mit Käse, Reis-Quark-Auflauf, Pellkartoffeln mit Quark, mit Milch angerührter Kartoffelbrei, Kartoffeln und Eier, Müsli mit Milch oder Joghurt, Erbsen-/Linseneintopf mit Brot, Spätzle mit Linsen.

Von den Lebensmitteln der Gruppe „Milch und Milchprodukte" sollten Sie täglich: 200 bis 250 g Milch und Milchprodukte und 2 Scheiben (50 bis 60 g) Käse verzehren. Das entspricht ungefähr einem Glas Milch, bei Milchprodukten wie Quark oder Joghurt gilt das Volumen entsprechend der handelsüblichen Becher. Eine Daumenlänge stellt ungefähr eine Portion Weichkäse dar und je nach

Dicke sind 2 Scheiben Schnitt-/Hartkäse (50 bis 60 g) ebenfalls eine Portion. Lebensmittel dieser Gruppen liefern vor allem wertvolles Eiweiß, Fette, Mineralstoffe (insbesondere Calcium), Spurenelemente und Vitamine. Da Sie, anders als der überwiegende Teil der Bevölkerung, kein zu hohes Köpergewicht haben, sollten Sie, anders als es die DGE für gesunde Erwachsene empfiehlt, aus den Gruppen „Fleisch, Wurst, Fisch und Eiern“ sowie „Milch und Milchprodukte“ auf Produkte mit natürlichem Fettgehalt zurückgreifen. Dies erleichtert Ihnen, mit gewöhnlichen Portionsgrößen eine Gewichtszunahme in den Normalbereich zu erreichen.

Lebensmittel der Gruppe „Öle und Fette“, die ebenfalls täglich in Maßen in 3 bis 4 Portionen konsumiert werden sollten, liefern neben Energie in Form von Fetten auch lebensnotwendige (= essenzielle) Fettsäuren für den Baustoffwechsel, fettlösliche Vitamine sowie, in Form von Nüssen und Samen, Mineralstoffe und Spurenelemente. Bei der Portionsbeschreibung für „Öle und Fette“ stellen 2 bis 3 Kaffeelöffel eine Portion dar (10 bis 15 g). Aufgrund ihrer Fettsäuremuster sind pflanzliche Fette tierischen Fetten vorzuziehen (z. B. Raps-, Soja-, Oliven-, Walnussöl).

Auch von Seiten der ernährungswissenschaftlichen Fachgesellschaften wird auf einen maßvollen Umgang mit Süßigkeiten, salzigen Knabbereien und gezuckerten Getränken Wert gelegt. Lebensmittel aus dieser Gruppe sind damit weder per se gesundheitsschädlich oder gar verboten, sie sollen vielmehr aus Genussgründen und nicht zur ausschließlichen oder primären Nährstoffdeckung verzehrt werden. Und da Genuss durch einen mäßigen Konsum zustande kommt, empfehlen wir Ihnen, regelmäßig auch Lebensmittel dieser Gruppe zu sich zu nehmen.

Was bedeuten diese Empfehlungen für mich als Anorexie-Patientin?

Die angeführten Empfehlungen beschreiben Ihre Zielportionsgrößen und -häufigkeiten, mit denen Sie Lebensmittel dieser Gruppen verzehren sollen. Aufgrund Ihrer Magersucht und damit einhergehenden Begleiterscheinungen sollten Sie auf folgende Punkte besonders achten:

- regelmäßiger Verzehr von Getreideprodukten und Kartoffeln, um die Normalisierung der Hunger-Sättigungs-Regulation zu unterstützen,
- regelmäßiger Verzehr von calciumreichen Nahrungsmitteln wie Milch, Milchprodukte, calciumreiches Mineralwasser, um die Knochen zu stärken,
- Fleisch, Milch und Milchprodukte mit natürlichem Fettgehalt bevorzugen, um mit gewöhnlichen Portionsgrößen eine Gewichtszunahme in den Normalbereich zu erleichtern,
- ausreichende Eiweißzufuhr in Form von Fleisch, Fisch bzw. biologisch hochwertigen Proteinkombinationen (z. B. Vollkornbrot mit Käse, Reis-Quark-Auflauf, Pellkartoffeln mit Quark, Kartoffeln und Milchprodukte, Kartoffeln und Eier, Getreide und Milchprodukte, Erbsen-/Linseneintopf mit Brot, Spätzle mit Linsen), um die Muskulatur zu stärken,
- Fett in normalen Mengen, bevorzugt pflanzliche Öle, um die Versorgung mit lebensnotwendigen Fettsäuren und fettlöslichen Vitaminen zu erreichen,

- Sollten Sie sich vegetarisch ernähren, so empfehlen wir eine ovo-lacto-vegetabile Kost, bei der auch Milch, Milchprodukte und Eier verzehrt werden. Mit dieser Kostform ist es Ihnen prinzipiell möglich, sich mit allen lebensnotwendigen Nährstoffen zu versorgen.

Besonderheiten nach lang anhaltendem Fasten oder Abführmittelgebrauch

Bei Patientinnen mit einem Body-Mass-Index (BMI) ≥15 kg/m² ist eine Wiederaufnahme einer ausgewogenen Ernährung in der Regel komplikationslos möglich. Eine vorsichtige Steigerung der Nahrungsaufnahme ist aus medizinischen Gründen nicht erforderlich. Dennoch kommt es durch das Fasten und/oder den Missbrauch von Abführmitteln zu Veränderungen der Darmschleimhaut, die Ursache für Verdauungsprobleme sein können. Aus diesem Grund sowie aus psychologischen Gründen empfehlen wir, die Nahrungsaufnahme schrittweise zu steigern und in den ersten 2 Wochen schwer verdauliche Lebensmittel zu meiden. Ferner kann aufgrund eines sekundären Laktasemangels (Milchzucker spaltendes Enzym) eine Unverträglichkeit von Milch- und Milchprodukten bestehen. Dieser Enzymmangel ist durch eine Erholung der Darmschleimhaut im Rahmen des Kostaufbaus meist reversibel und Milchprodukte werden nach und nach wieder gut vertragen.

Eine allgemeine Empfehlung ist, mit einer Energiemenge von ca. 1 500 kcal zu beginnen und diese schrittweise zu steigern. Auf Dauer ist eine Energiemenge von 1 500 kcal für eine Gewichtszunahme nicht ausreichend. Für das anzustrebende Ziel einer Gewichtszunahme von 500 g pro Woche ist die Energieaufnahme bis auf ca. 3 000 kcal zu steigern (Die Angaben dienen lediglich der Orientierung und können individuell schwanken!). Die für die Gewichtszunahme notwendige Energiemenge kann gut durch die empfohlene Mahlzeitenzusammensetzung in gewöhnlichen Portionsgrößen während der 6 bis 8 Mahlzeiten über den Tag verteilt aufgenommen werden. Daher ist der Verzehr von hochkalorischer Trinknahrung in der Regel nicht sinnvoll bzw. notwendig und lediglich in einzelnen Ausnahmefällen in Absprache mit den behandelnden Ärzten vorübergehend anzuwenden.

Was bedeuten diese Empfehlungen für mich als Anorexie-Patientin?

Nach lang andauerndem Fasten oder Abführmittelgebrauch sollten Sie auf folgende Punkte achten:

- eine regelmäßige Mahlzeitenstruktur mit 6 bis 8 Mahlzeiten,
- anfänglich leicht verdauliche Lebensmittel und Milchprodukte mit niedrigem Laktosegehalt,
- schrittweise Steigerung der Energiezufuhr in den ersten Wochen.

Im Folgenden haben wir zwei Beispiel-Tagespläne zusammengestellt, an denen Sie sich hinsichtlich Ihrer Nahrungszusammenstellung und Portionsgrößen orientieren können.

Beispiel 1: Tagesplan in der ersten Woche nach langem Fasten (TL=Teelöffel, EL=Esslöffel, E% = % der Energiezufuhr)

Uhrzeit	Mahlzeit ohne Getränke
8.00 Uhr Frühstück	1 Scheibe Vollkornbrot 1 TL Butter/Margarine 1 EL Quark (20% Fett i. T.) 2 TL Marmelade 1 Glas Fruchtsaft
10.00 Uhr 1. Zwischenmahlzeit	1 Joghurt mit Früchten (200 g Becher, 3,5% Fett i. T.), 1 Stück Obst (Apfel, Birne, Banane)
12.00 Uhr Mittagessen	1 Dessertschüssel Blattsalat 1 EL pflanzliches Öl 1 TL Essig ½ Tasse Reis (roh abgewogen) 2 Gemüsepaprika 60 g Putenbrust 1 Schöpflöffel Bratensoße
15.30 Uhr 2. Zwischenmahlzeit	1 Joghurt mit Früchten (200 g Becher, 3,5% Fett i. T.)
19.00 Uhr Abendessen	1 Scheibe Vollkornbrot 1 TL Butter/Margarine 1 Scheibe Schnittkäse oder Aufschnitt 2 Tomaten
21.30 Uhr Gute-Nacht-Snack	2 Stücke Schokolade (ca. 10 g)
Bilanz:	Energie: ca. 1500 kcal Kohlenhydrate: ca. 206 g (56 E%) Eiweiß ca. 54 g (15 E%) Fett ca. 48 g (29 E%)

Beispiel 2: Tagesplan nach schrittweisem Kostaufbau

Uhrzeit	**Mahlzeit ohne Getränke**
8.00 Uhr Frühstück	1 Scheibe Vollkornbrot 1 TL Butter/Margarine 1 EL Quark (20% Fett i. T.) 2 TL Marmelade 6 EL Früchtemüsli 200 ml Milch (3,5% Fett) 1 Glas Fruchtsaft
10.00 Uhr 1. Zwischenmahlzeit	1 Scheibe Vollkornbrot 1 TL Butter/Margarine 1 Scheibe Schnittkäse oder Aufschnitt 1 Stück Obst (Apfel, Birne, Banane)
12.00 Uhr Mittagessen	1 Dessertschüssel Blattsalat 1 EL pflanzliches Öl 1 TL Essig ¾ Tasse Reis (roh abgewogen) 2 Gemüsepaprika 150 g Putenbrust 2 Schöpflöffel Soße
15.30 Uhr 2. Zwischenmahlzeit	1 Stück Marmorkuchen 1 Glas Fruchtsaft
19.00 Uhr Abendessen	2,5 Scheiben Vollkornbrot 3 TL Butter/Margarine 3 TL Kräuterquark (40% Fett i. T.) 1 Scheibe Schnittkäse oder Aufschnitt 2 Tomaten 1 Glas Tomatensaft
21.30 Uhr Gute-Nacht-Snack	1 Schokoriegel (z. B. Mars) 20 Gummibärchen
Bilanz:	Energie: ca. 3000 kcal Kohlenhydrate: ca. 406 g (55 E%) Eiweiß ca. 110 g (15 E%) Fett ca. 99 g (29 E%)

3 Geschmack und Genuss

Auch die geschmackliche Vielfalt beeinflusst die biochemischen Prozesse der Hunger- und Sättigungsregulation positiv. Dabei kommt allen Sinneswahrnehmungen eine Bedeutung zu. Neben den unterschiedlichen Geschmackswahrnehmungen (süß, sauer, salzig, bitter), den Tastwahrnehmungen (Konsistenz, Oberflächenstruktur, Temperatur, Schärfe) beeinflussen der Anblick und der Geruch des Essens unseren Appetit ebenso wie die Tatsache, ob z. B. Äpfel, frische Brötchen oder Chips beim Zubeißen zu hören sind. Auch wenn sich die Vorliebe für Süßes und die Abneigung für Bitteres als angeboren gut evolutionsbiologisch erklären lassen, können diese Neigungen im Laufe des Lebens immer wieder Veränderungen erfahren, also ob und in welcher Konzentration diese Geschmackswahrnehmungen als angenehm empfunden werden (Geschmack ist immer auch trainierbar).

Um Essen zu schmecken bzw. zu genießen, braucht es Abwechslung und ein angemessenes Zeitintervall. Die Abwechslung erreichen Sie, in dem Sie sich bzgl. der Nahrungszusammenstellung an den oben beschriebenen Empfehlungen zum Verzehr der einzelnen Lebensmittelgruppen orientieren. Zum angemessenen Zeitintervall ist zu sagen, dass sowohl zu schnelles als auch zu lang andauerndes Essen die adäquate Wahrnehmung der Mahlzeit verhindert und dies auch Heißhungerattacken begünstigen kann. In der Praxis haben sich ca. 10-minütige Einheiten für eine Zwischen- oder Spätmahlzeit und ca. 30-minütige Einheiten für eine Hauptmahlzeit als günstig herausgestellt.

Was bedeutet das für mich?

Zur Wahrnehmung von Geschmack und Genuss beim Essen empfehlen wir:
- eine abwechslungsreiche Mahlzeitenzusammenstellung,
- ein ungefähres Zeitintervall von 30 Minuten pro Hauptmahlzeit,
- ein ungefähres Zeitintervall von 10 Minuten pro Zwischen- oder Spätmahlzeit.

Autoren und Mitwirkende bei diesem Band

PD Dr. med. Hans-Christoph Friederich
Zentrum für Psychosoziale Medizin
Klinik für Allgemeine Innere Medizin und Psychosomatik
Medizinische Universitätsklinik Heidelberg
Im Neuenheimer Feld 410
69120 Heidelberg
E-Mail: hans-christoph.friederich@med.uni-heidelberg.de

Prof. Dr. med. Wolfgang Herzog
Zentrum für Psychosoziale Medizin
Klinik für Allgemeine Innere Medizin und Psychosomatik
Medizinische Universitätsklinik Heidelberg
Im Neuenheimer Feld 410
69120 Heidelberg
E-Mail: wolfgang.herzog@med.uni-heidelberg.de

Dr. med. Miriam Komo-Lang
Zentrum für Psychosoziale Medizin
Klinik für Allgemeine Innere Medizin und Psychosomatik
Medizinische Universitätsklinik Heidelberg
Thibautstr. 2
69115 Heidelberg
E-Mail: miriam.komo@med.uni-heidelberg.de

Prof. Dr. med. Henning Schauenburg
Zentrum für Psychosoziale Medizin
Klinik für Allgemeine Innere Medizin und Psychosomatik
Medizinische Universitätsklinik Heidelberg
Thibautstr. 2
69115 Heidelberg
E-Mail: henning.schauenburg@med.uni-heidelberg.de

Dr. rer. nat. Sandra Schild
Dipl.-Ernährungswissenschaftlerin
Apfelweg 14/1
74232 Abstatt
E-Mail: sandra.schild@gmx.de

PD Dr. med. Beate Wild
Zentrum für Psychosoziale Medizin
Klinik für Allgemeine Innere Medizin und Psychosomatik
Medizinische Universitätsklinik Heidelberg
Im Neuenheimer Feld 410
69120 Heidelberg
E-Mail: beate.wild@med.uni-heidelberg.de

Prof. Dr. med. Stephan Zipfel
Klinik für Psychosomatische Medizin und Psychotherapie
Medizinische Universitätsklinik Tübingen
Osianderstraße 5
72076 Tübingen
E-Mail: stephan.zipfel@med.uni-tuebingen.de